《备急千金要方》

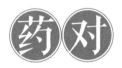

主编◎何庆勇

中国中医药出版社
·北京·

图书在版编目（CIP）数据

《备急千金要方》药对 / 何庆勇主编 . — 北京：中国中医药
出版社，2020.7（2023.8 重印）

ISBN 978-7-5132-6215-6

Ⅰ . ①备… Ⅱ . ①何… Ⅲ . ①《千金方》 Ⅳ . ① R289.342

中国版本图书馆 CIP 数据核字 (2020) 第 069572 号

中国中医药出版社出版

北京经济技术开发区科创十三街 31 号院二区 8 号楼

邮政编码　100176

传真　010-64405721

三河市同力彩印有限公司印刷

各地新华书店经销

开本 880×1230　1/32　印张 9.75　字数 225 千字

2020 年 7 月第 1 版　2023 年 8 月第 3 次印刷

书号　ISBN 978-7-5132-6215-6

定价　48.00 元

网址　www.cptcm.com

服 务 热 线　010-64405510

购 书 热 线　010-89535836

维 权 打 假　010-64405753

微信服务号　zgzyycbs

微商城网址　https：//kdt.im/LldUGr

官方微博　http：//e.weibo.com/cptcm

天猫旗舰店网址　https：//zgzyycbs.tmall.com

如有印装质量问题请与本社出版部联系（010-64405510）

《备急千金要方》药对
编委会

主　编　何庆勇

副主编　代　爽　但文超

编　委　（按姓氏笔画排序）

李安琪　李尚瑾　张　辉

陈　露　陈　鑫　孟培培

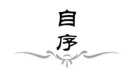

自序

吾素嗜医，尤好经方，每执成方施之于人，多有效验。然仅执仲景三百余方，临证进退无所之时亦多，故遍览群书以索良方。常慨后世方书积简充栋，然或偏攻偏补，专于一家，固持谬论，炫一己之才智，遗古人之精奥。

因而追溯前贤，见《备急千金要方》一书，采辑精详，议论晓畅，类列分门，纂要且审。故试而验之，不料遇病即中。日后每遇束手无策之窘境，多览此书，寻得一方，施之于人，未尝不慨然其效之佳，未失余之所望。

吾究心经方十有八年，执经方而愈人，颇有心得。但深明执成方而治今病，临证凡遇加减之时，必法古贤，吾曰"古法加减"也。

夫裁制贵乎因时，食古期乎能化。一药非特入一经，其效亦随配伍之异而纷繁，故一药之于异方而其用不同，况药有七情，若配伍不当，安施方药而徒费病家工夫者，良可哀也。仅观仲景之用酒，其于补阴剂中可通药性之呆滞，置散寒剂中能散沉寒之凝结，归薯蓣丸中，借以行补药之滞，纳侯氏黑散中，可通邪气之结，参大黄䗪虫丸中，以逐经络之涩，于当归散中，和血脉之壅。比列同类，不可胜数。医者用药，须探得其中真意，苟有心于斯道，可并登寿域，济人利世。

纵观古贤，熟谙经典，勤于临证，发遑古义，创立新说。

配伍之法，必明药对、角药，虽《雷公药对》多已散佚，吾推此书内容多被《备急千金要方》《外台秘要》所录。幸有前辈施今墨，赅括古今，又多自得，其得意门人吕景山所著《施今墨对药》，组方精详，疗效确切，广行于世，余观其书，未尝不心生仰慕。吾等每参《备急千金要方》，叹后世鲜有钻研其法，故汇集门人，搜集书中药对，加吾之心得，遂成此书，以期惠及后人，多加参考。争奈医院事务繁多，日不暇给，未能探及书中角药，日后必当探索。

中国中医科学院广安门医院　何庆勇

庚子年春于京

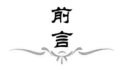

前言

　　孙思邈（581—682年）通百家之说，他在儒、佛、道及多类学科领域均深有造诣。《备急千金要方》系孙思邈"痛夭枉之幽厄，惜堕学之昏愚"，于是"博采群经，删裁繁重，务在简易"而成。书中采集汉魏六朝以及唐朝当代医学内容，分门别类，重加编排，内容丰富，是唐代医学文献的经典之作，对后世医学产生重大影响。北宋林亿评价《备急千金要方》说："其术精而博，其道深而通。""信其百世可行之法也。"南宋晁公武说："后世或窥其一二，未有不为名医者。"

　　辨证论治是中医特色之一，而在论治中，更重要的是"用药"，医者用药，犹如将之用兵。《神农本草经》曾指出："药有七情……有单行者，有相须者，有相使者，有相畏者，有相恶者，有相反者，有相杀者。凡此七情，合和视之，当用相须、相使者良，勿用相恶、相反者。"后世对中药"七情和合"有了进一步深入的认识和发展，不断丰富了药对的内容。药对并非两味药物随机组合，而是从历代医药学家的用药经验提炼出来的，其功用胜于单味药，多能增效减毒。早期论述药对的古籍有《雷公药对》《新广药对》，可惜皆已散佚。而目前对于唐以前古籍的药对研究，依旧空缺。现今市场上所出版关于药对的书籍，其内容大多来源于唐以后的古籍或名家经验。对唐以前的中医著作，如《备急千金要方》《外台秘要》等，少有挖掘其中药对思想的。

　　本书由中国中医科学院广安门医院心血管科主任医师何庆勇主编。何庆勇白天临证,夜间读书,临证笃尊经方,屡愈疑难重症。何庆勇医师临床每遇束手无策之窘境时,常于《备急千金要方》中寻得良方,施之于人,多有效验,故于工作之余潜心研究此书长达十余年,略有心得,故撰此书,抛砖引玉,望来者能深稽博考。

　　此书详细介绍了《备急千金要方》中131个药对,包括每组药对的组成、炮制、单味药效、配伍功效、主治病症、参考用量以及临床应用要点,有些还有类方荟萃。此书药对组方简便,疗效确切,为方便读者学习,全书按照江户版《备急千金要方》目录编排。本书是学习、应用古方颇有价值的参考书,适合各级临床医师、基层医务人员、医学院校师生及广大医学爱好者阅读参考。

　　由于我们学术水平有限,书中难免存在不足甚至错误,热忱地希望广大读者不吝指正。

本书编委会

2020年3月于北京

目录

卷一　药对绪论

孙思邈（581—682年），自幼聪慧，通晓百家之说，尤其爱好道家老庄学说，曾得隋唐两代皇帝征召，但其无心于仕途，皆不就。自谓"吾幼遭风冷，屡造医门，汤药之资，罄尽家产，所以青衿之岁，高尚兹典，白首之年，未尝释卷"。故孙思邈终身不仕，隐于山林，广泛搜集民间验方、秘方，总结临床经验及前代医学理论，留心医药，勤于临证，亲自采制药物，为人治病，为医学和药物学做出重要贡献，终成一代医学大家，被后世尊为"药王"。其所著的《大医精诚》道："凡大医治病，必当安神定志，无欲无求，先发大慈恻隐之心，誓愿普救含灵之苦。"此成为后世诸多医者的行医誓言。

孙思邈虽著书数十部，留下了很多宝贵的经验，但因年代久远与战乱多已散佚，今传《备急千金要方》《千金翼方》为孙思邈代表著作，传世广泛，抄录版本众多，后世经多方整理、汇总，使其得以较为完整地重现。书中采集汉魏六朝以及唐朝当代医学内容，分门别类，重加编排，内容丰富，是唐代医学文献的经典之作，对后世医学产生重大影响，故其书名冠之以"千金"。北宋林亿评价《备急千金要方》说："其术精而博，其道深而通。""信其百世可行之法也。"南宋晁公武说："后世或窥其一二，未有不为名医者。"清代张璐说："尝窃考之，晋唐以降，医籍浩繁，其存而传于今者，亦复何限，求其可以扶翊长沙、绳尺百世者，盖莫若孙思邈《千金方》者焉。"

一、药对

《神农本草经·名例》云:"古方多有相须、相使者良,勿用相恶、相反者,若有毒宜制,可用相畏、相杀者,不尔勿合用也。"药对是指中医临床常用的、相对固定的2味药的配伍组合,是中药配伍应用中的基本形式。陶弘景在《神农本草经集注·序》中写道:"《药对》四卷,论其佐使相须。"在《药总诀·序》中也载道:"雷公、桐君,更增衍本草,二家《药对》,广其主治,繁其类族。"这说明药对学是本草学的进一步发展,以佐使相须扩大其适用范围。从早期古人对中药单味药的探索与使用,到为扩大治疗范围、增强疗效、削减毒性而试着将两味药合用,这期间度过了漫长的岁月,也形成了独特的中医理论,如中药七情。但我们所说的药对更多的是指相须、相使的两味药,两药相合使其功用胜于单味药。如现代著名医家李维贤认为药对可以按相须、相使、相佐的法则配伍。古代论述药对的著作有《雷公药对》《新广药对》,可惜皆已散佚。但是从马王堆出土的《五十二病方》中我们可以看到,药对早在当时就已经得到广泛的应用了,如"择薤一把,以敦酒半斗者,饮之"治疗伤痉,等等。另外医圣张仲景也是善用药对的高手,如《伤寒论》中出现的桂枝加龙骨牡蛎汤、黄芩加半夏生姜汤、桂枝加厚朴杏子汤等,都是药对的临床应用实践。近代京城四大名医施今墨先生悬壶济世多年,其得意门生吕景山总结了先生临床常用药对370余对,颇具临床价值,日本、韩国已先后将其译成本国文字出版。孙光荣教授认为:凡用药,有单行者,有二药相用成对者,有三药联合成角药者,依药物之七情,各宜用之,其在临床实践中善于运用药对,协同作用,实现治疗目的。现我们对《备急千金要方》中的药对进行整理研究,希望可以对提高临床疗效给予一些帮助。

二、《备急千金要方》药对临床应用

《备急千金要方》系孙思邈"痛夭枉之幽厄，惜堕学之昏愚"，于是"博采群经，删裁繁重，务在简易"而成，故贵在精简，内含诸多实用药对，如《备急千金要方·卷第二妇人方上》中就有药对18组。如干姜与黄连一对，干姜辛散之性略缓，能走能守，辛温散寒而补脾阳；黄连苦寒泻火，坚肠止痢。二药相伍，一补脾阳，一泻实火，苦辛并进，辛开苦降，能泻胃经之痞结，用治寒热互结之诸证，起到除寒积、清郁热、止呃逆、理肠胃的综合作用。又如茯苓与葵子一对，茯苓淡渗利水，渗湿而健脾，补而不峻，利而不猛，利水而不伤正，为利水消肿之要药，可用治虚实寒热各种水肿；冬葵子甘寒滑利，利尿通淋，二药相伍，可利水通淋，常用治疗水肿胀满、小便不利及妊娠子淋。再有麻黄与甘草相伍，麻黄上宣肺气，下输膀胱，发汗解表，可使水湿之气从毛窍外散，以达通调水道之功；甘草益气补中，素有"百药之首"之称，有培土利水之功，两药相伍，常用于治疗肺失宣降的水肿、小便不利兼有表证者。更有葶苈子与桃仁相合，葶苈子降上逆之气机，利停聚之水饮，又可泄热；桃仁善除瘀血，降气，通便。两药相伍，能助肺降气，又能活血利水，消癥散结，通利肠道，二者相使可用于治疗瘀水互结之证，起到降气平喘、活血化瘀、利水消肿、通利小便的作用。像这样的例子在《备急千金要方》中不胜枚举，很多都具有很好的疗效。本书详细地介绍了《备急千金要方》中的131个药对，以飨同道。

在此简要分享医案一则，以期启发读者。

【葶苈大枣泻肺汤合《千金》葶苈桂枝汤治疗心动悸8个月案】

范某，男，44岁。

初诊日期：2019年5月7日。

主诉：心动悸间断性发作8个月，加重5天。

现病史：患者8个月前无明显诱因出现间断性心动悸，近5天来症状加重，每于中午、晚上睡眠时或平躺时发作，自觉"嘣嘣"作响且跳动极不规律。症状每日出现，发作时身上有汗，严重影响睡眠，心慌而不喜按。刻下症见睡眠时或平躺出现心动悸，自觉"嘣嘣"作响且跳动极不规律，发作时身上有汗，心慌而不喜按，身上较怕冷，早起无口苦，纳呆，眠差，二便可。脉沉，舌边有齿痕，苔薄黄。

诊断：心悸（葶苈大枣泻肺汤证、《千金》葶苈桂枝汤证、枳术汤证）。

治疗：方用葶苈大枣泻肺汤合《千金》葶苈桂枝汤合枳术汤。葶苈子30g，桂枝12g，大枣30g，生甘草20g，浮小麦90g，枳壳15g，生白术30g。七剂，水煎服，日一剂，分早、晚两次饭后服用。

二诊（2019年5月14日）：患者自诉现在睡觉或平躺时，心脏已不再"嘣嘣"作响，已经不影响中午和夜间的睡眠；只有醒来的时候能感觉到心脏的跳动，但已不再是不规律的跳动了，服药第3天即无心悸。原来纳呆，感觉食物停于胃中不下行，现在食物向下了。现阴囊瘙痒，尤其在晚上加剧。舌边有齿痕，苔薄黄，脉弦细。

治疗：守原方加白鲜皮18g，乌梢蛇18g。葶苈子30g，桂枝12g，大枣30g，生甘草20g，浮小麦90g，枳壳15g，生白术30g，白鲜皮18g，乌梢蛇18g。七剂，水煎服，日一剂，分早、晚两次饭后服用。

服药后2周随访，诸症痊愈。

按语：《金匮要略·肺痿肺痈咳嗽上气病脉证治第七》说："肺痈，喘不得卧，葶苈大枣泻肺汤主之。葶苈大枣泻肺汤方，葶苈子（熬令黄色，捣丸如弹子大），大枣十二枚。上先以水三升，煮枣取二升，去枣，内葶苈，煮取一升，顿服。""肺痈胸胀满，一身面目浮肿，鼻塞清涕出，不闻香臭酸辛，咳逆上气，喘鸣迫塞，葶苈大枣泻肺汤主之。"

近代曹颖甫《金匮发微·肺痿肺痈咳嗽上气病脉证治第七》说："此证与支饮不得息者，同为肺满气闭，故宜葶苈大枣泻肺汤，直破肺脏之郁结。用大枣者，恐葶苈猛峻，伤及脾胃也（此与皂荚丸用枣膏汤同法）。"曹氏与前代的主流观点多认为葶苈大枣泻肺汤泻肺间支饮，宣肺满气闭。清代莫枚士对此有不同的见解，其《经方例释·葶苈大枣泻肺汤方》说："葶苈本治心水，故《千金》十水丸，用以治赤水之从心肿者，而仲景以治喘不得卧之肺病，非以葶苈治肺也。以心系肺下，人卧则肺迫于心，心不舒则喘甚，从其见症之脏言之故尔。"莫氏认为葶苈大枣泻肺汤为泻心水之方，可用治心水见胸闷喘憋、心慌心悸等证者。笔者临床体会到葶苈大枣泻肺汤的方证是：喘憋不得卧，吐黄脓痰。本患者虽无明显喘憋，但出现平躺时心慌心悸，心慌不喜按，舌边有齿痕，脉沉，此为胸中水饮停滞的表现，亦符合葶苈大枣泻肺汤的方证。

《备急千金要方·卷二十一》水肿第四有"治水肿利小便方：葶苈四两（生用），桂心一两。上二味，末之，蜜丸。饮下如梧子大七丸，日二，以知为度。"因患者胸中水饮较盛，根据笔者经验，加入桂枝以温阳化饮。在临床上，胸中有水饮，出现心悸、胸闷、水肿等证时，常可将葶苈大枣泻肺汤与《千金》葶苈桂枝汤相合，增加泻水逐饮的功效。

（代爽 何庆勇）

卷二　妇人方上

葱白　豆豉

《备急千金要方·卷第二》妊娠诸病第四说："治妊娠热病方，车辖脂酒服，大良。又方，葱白五两，豆豉二升。上二味，以水六升煮取二升，分二服，取汗。"

《备急千金要方·卷第二十五》卒死第一说："治病酒方，豉、葱白各一升。上二味，以水四升煮取二升，顿服之。"

【单味药效】

《神农本草经·中品》说："葱实，味辛，温，无毒。主明目，补中不足。其茎，平。作汤，治伤寒寒热，出汗，中风，面目肿。"《名医别录·中品》说："葱白，平。主治寒伤，骨肉痛，喉痹不通，安胎，归目，除肝邪气，安中，利五脏，益目精，杀百药毒。葱根，主治伤寒头痛。葱汁，平，温。主溺血，解藜芦毒。"葱白味辛，性温，归肺、胃经，既是食物，又是药物，药食同源，既可以发汗解表，又能散寒通阳，还可以散结通乳，解毒散结，解藜芦毒。性味温和，药力不峻猛，适用于孕妇或小孩、老人这些身体较弱之人的伤风感冒等。既可外用，也可内服，单用可捣烂，外敷脐部，再施温熨，治阴寒腹痛及寒凝气阻。治疗膀胱气化不利的小便不通，亦可取其通阳散寒之功。

《名医别录·中品》《新修本草·豉》均记载："豉，味苦，寒，无毒。主治伤寒头痛寒热，瘴气恶毒，烦躁满闷，虚劳喘吸，两脚疼冷，又杀六畜胎子诸毒。"豉对应现今之淡豆豉，味苦、辛，性凉，归肺、胃经。本品辛散轻浮，能疏散表邪，为发汗解表之药，无论风寒表证还是风热表证皆可配伍使用。同时，豆豉辛能发散，苦能泻火，凉能清热，善于宣散郁热，治疗心中懊侬、烦躁不眠等症。此外，豆豉还可调和中气，泻湿行瘀，扫除败浊，宿物失缘，自然涌吐，实非吐剂，肃清脏腑，甚有除旧布新之妙。

【配伍功效】

葱白发汗解表，散寒通阳；豆豉解表除烦，宣发郁热。二者都为解表药，配伍可发汗解表，前者辛温不燥烈，发汗不峻猛，药力较弱，配合豆豉这种较温和的药物，既照顾孕妇此时的阳气，又能宣发郁热。同时豆豉归肺经，可以使因饮酒过多导致的湿邪从肌肤腠理宣散而出。两药相伍，亦可用于治疗饮酒过量而生病者。

【主治病症】

1.主治妊娠热病。

2.饮酒过量所生病。

【参考用量】

葱白3~10g，豆豉6~15g。

【临床应用要点】

葱白为百合科植物葱近根部的鳞茎，现皆为生用，采摘后，切取根须，剥去外膜，鲜用为佳。豉在《名医别录》中并未记载其炮制方法，豉因炮制方法不同分为咸豆豉和淡豆豉两种，目前临床所用多是用寒凉药物如桑叶、青蒿等发酵制作的淡豆豉，其性偏凉。在服用此药对时，妇人阳气汇聚胞宫，孕育胎儿，故需注意勿要过量，一是以免辛散过度伤阳，二是以免寒凉过甚造成直中。还要注意葱白用量不宜过大，大量使用容易造成孕妇腠理不固，表虚自汗等。另外，此药对在治疗饮酒过量所生病时应顿服，即每日1次，1次1剂。

【类方荟萃】

1.葱豉汤（《圣济总录》）

　　组成：豉一合，葱白一握，生姜一两。

　　功效：治疗妊娠伤寒头痛。

2.香苏葱豉汤（《重订通俗伤寒论》）

　　组成：制香附钱半至二钱，新会皮钱半至二钱，鲜葱白二枚至三枚，紫苏钱半至三钱，清炙草六分至八分，淡香豉三钱至四钱。

　　功效：理气发汗。

3.葱豉汤（《肘后备急方》）

　　组成：葱白一虎口，豉一升。

　　功效：通阳发汗。主外感初起，恶寒发热，无汗，头痛鼻塞者。

4.治鼻窒，气息不通方（《备急千金要方》）

　　组成：槐叶五升，葱白（切）一升，豉一合。

　　功效：治疗鼻窒，气息不通。

5.治损心吐血方（《千金翼方》）

　　组成：芎䓖二两，葱白二两，生姜二两（切），油（五合），椒二合（汗），桂心一两，豉三合，白粳米四合。

　　功效：治损心吐血。

（陈鑫　张辉）

冬葵子　榆白皮

《备急千金要方·卷第二》妊娠诸病第四说："治妊娠小便不利方，葵子一升，榆白皮一把（切）。上二味，以水五升煮五沸，服一升，日三。"

【单味药效】

《神农本草经·上品》说："冬葵子，味甘，寒，无毒。主五脏六腑寒热，羸瘦，五癃，利小便。久服坚骨，长肌肉，轻身，延年。"《名医别录·上品》说："冬葵子，无毒。主治妇人乳难内闭。"冬葵子味甘、涩，性凉，归大肠、小肠、膀胱经，有利尿通淋之功，质滑，通关格，利小便，消水肿，可用于水肿胀满、小便不利；滑润利窍，有通乳汁之功，可用于产后乳汁不通、乳房胀痛；还可润肠通便，用于肠燥便秘。

《神农本草经·上品》说："榆皮，味甘，平，无毒。治大小便不通，利水道，除邪气，久服轻身，不饥。"《名医别录·上品》说："榆皮，无毒。主治肠胃邪热气，消肿。性滑利，治小儿头疮痂疕。"榆白皮味甘，性平，归肺、脾、膀胱经，可利水通淋，消肿解毒，祛痰，为利水渗湿之药，主治水肿、小便不利、淋浊、带下、咳嗽痰多、失眠、内外出血、难产胎死不下、风热肿毒、项生瘰疬、秃疮、疥癣、虚劳等。

【配伍功效】

冬葵子味甘涩，性凉，可清热利尿，下乳，润肠；榆白皮味甘性平，可利水通淋，祛痰，消肿解毒。两药同是膀胱经之药，都可消水肿，利小便，可用于水肿胀满，小便不利，且二者都为甘缓之药，药力不峻猛，对于妇人或者年老体弱者，也不会过于寒凉。

【主治病症】

1.水肿胀满。

2.小便不利。

【参考用量】

冬葵子3~9g，榆白皮9~15g。

【临床应用要点】

关于冬葵子，《得配本草》中提到："气虚下陷，脾虚肠滑，二者禁用。"冬葵子凉润滑利，故脾虚便溏者及孕妇要慎用；榆白皮既可内服也可外敷，内服9~15g煎汤，外用可煎水洗、捣敷或研末调敷，但脾胃虚寒者要慎用。

【类方荟萃】

1.葵子汤(《圣济总录》)

　　组成：冬葵子二两，滑石二两，朴硝一两，赤茯苓(去黑皮)一两，木通(锉)一两，茅根(锉)一两半，石韦(去毛)一两半。

　　功效：主治伤寒，小便赤涩不通。

2.榆白皮饮(《圣济总录》)

　　组成：榆白皮半斤，冬葵子半斤，滑石四两，黄芩三两，木通三两，瞿麦三两，石韦二两，车前草一升。

　　功效：清热利尿。治肾脏实热，腰胯强急，面色焦黑，小便赤涩，心胸满闷，两胁胀满。

(陈鑫)

冬葵子　茯苓

《备急千金要方·卷第二》妊娠诸病第四说："治妊娠小便不利，又方，葵子、茯苓各一两。上二味末之，以水服方寸匕，日三。小便利则止。"

【单味药效】

葵子功效见前文（冬葵子　榆白皮）。

《神农本草经·上品》说："茯苓，味甘，平，无毒。治胸胁逆气，忧恚，惊邪，恐悸，心下结痛，寒热，烦满，咳逆，止口焦舌干，利小便。久服安魂魄，养神，不饥，延年。"《名医别录·上品》说："茯苓，无毒。止消渴，好唾，大腹淋沥，膈中痰水，水肿淋结，开胸腑，调脏气，伐肾邪，长阴，益气力，保神守中。"茯苓味甘、淡，性平，归心、肺、脾、肾经。茯苓味甘而淡，甘则能补，淡则能收，药性平和，既可祛邪，又可扶正，利水而不伤正气，实为利水消肿之要药，可用于治疗各种寒热虚实的水肿；茯苓又善淡渗利湿，使湿无所聚，痰无所生；还能健脾渗湿而止泻，尤其善治脾虚湿盛泄泻；茯苓补益心脾而宁心安神，常用于治疗心脾两虚、气血不足等导致的失眠多梦。

【配伍功效】

冬葵子味甘涩，性凉，可清热利尿，下乳，润肠；茯苓味甘、淡，性平，利水渗湿，健脾宁心。两药同是利水药，都可利水消肿。两者又都为甘缓之药，两药配伍，利水又不伤正气，服药后能使小便畅利，水肿消退。

【主治病症】

1.水肿胀满。

2.小便不利。

【参考用量】

冬葵子3~9g，茯苓3~9g，二药等量。

【临床应用要点】

利水渗湿药，都易耗伤津液，对于阴亏津少、肾虚遗精遗尿患者，宜慎用或忌用。两药均属利水渗湿药，但也正因两味药都是甘缓之药，所以面对孕妇、年长体弱等患者，出现水肿胀满小便不利等症状时，应从小剂量用起。茯苓虽然甘淡性平，但有关古籍中也论述了其禁忌，《药性论》中提到："忌米醋。"因为醋有收敛之效，有碍此药对的药效。而《得配本草》中说："气虚下陷、水涸口干俱禁用。"因为冬葵子、茯苓利水渗湿效强，容易加重患者的气虚下陷及口干口渴。

【类方荟萃】

1.五苓散(《金匮要略》)

组成：猪苓十八铢(去皮)，泽泻一两六铢，白术十八铢，茯苓十八铢，桂枝半两(去皮)。

功效：主治膀胱气化不利之蓄水证。症见小便不利，头痛微热，烦渴欲饮，甚则水入即吐；或脐下动悸，吐涎沫而头目眩晕；或短气而咳；或水肿、泄泻。

2.真武汤(《伤寒论》)

组成：茯苓三两(切)，芍药三两(切)，生姜三两(切)，白术二两，附子一枚(炮，去皮，破八片)。

功效：主治阳虚水泛证。症见畏寒肢厥，小便不利，心下悸动不宁，头目眩晕，身体筋肉瞤动，站立不稳，四肢沉重疼痛，浮肿，腰以下为甚；或腹痛，泄泻；或咳喘呕逆。

(陈鑫)

赤小豆　商陆

《备急千金要方·卷第二》妊娠诸病第四说："治妊娠手脚皆肿挛急方，赤小豆五升，商陆根一斤（切）。上二味，以水三斗煮取一斗，稍稍饮之，尽更作。一方加泽漆一斤。"

【单味药效】

《神农本草经·下品》说："赤小豆，平，主下水，排痈肿脓血。"《名医别录·中品》说："赤小豆，味甘、酸，平，无毒。主治寒热、热中、消渴，止泄痢，利小便，吐逆，卒澼，下腹胀满。"赤小豆味甘、酸，性平，归心、小肠经，功善解毒排脓，利水退肿，常应用治疗痈肿疮毒、肠痈腹痛、水肿胀满、脚气浮肿等。清代陈士铎《本草新编》注："专利水逐津，久服令人枯燥，亦可暂用以利水，而不可久用以渗湿。湿症多属气虚，气虚利水，转利转虚，而湿愈不能去矣，况赤小豆专利下身之水，而不能利上身之湿。盖下身之湿，真湿也，用之而效；上身之湿，虚湿也，用之而益甚，不可不辨也。"可见赤小豆之利水适用于下焦水肿且不可久用，以防损伤阳气，使气不化水，湿邪难除。

《神农本草经·下品》说："商陆，味辛，平，有毒。治水胀，疝瘕，痹，熨除痈肿，杀鬼精物。"《名医别录·下品》说："商陆，味酸，有毒。主治胸中邪气，水肿，痿痹，腹满洪直，疏五脏，散水气。如人形者，神。"商陆味苦，性寒，有毒，归肺、脾、肾、大肠经，能通利二便而逐水湿，故可治疗水肿臌胀、大便秘结、小便不利等实证；又可外用解毒消肿散结，对于治疗疮痈肿痛初起患者，可用鲜商陆根，酌加食盐，捣烂外敷，或煎汤熏洗。

【配伍功效】

商陆味苦性寒，可逐水消肿，通利二便；而赤小豆性味甘酸，性平，可利水消肿，解毒排脓。二者配伍，使祛邪而不伤正，并且赤小豆药食同源，还可补益身体。

【主治病症】

主治手脚肿胀、挛急。

【参考用量】

赤小豆9~30g；商陆3~9g，孕妇禁用。

【临床应用要点】

商陆有毒，过量可引起中毒反应，出现恶心呕吐、腹泻、头痛、语言不清、躁动，肌肉抽搐等症状，严重者血压下降，昏迷，瞳孔散大，心脏和呼吸中枢麻痹而死亡。《中华人民共和国药典》上明确指出商陆有毒，所以笔者建议，此药对最好别用在孕妇身上，临床运用此方需万分小心谨慎，从小剂量开始。

【类方荟萃】

1.疏凿饮子(《严氏济生方》)

组成：泽泻、赤小豆(炒)、商陆、羌活(去芦)、大腹皮、椒目、木通、秦艽(去芦)、槟榔、茯苓皮各等分。

功效：治水气，通身洪肿，喘呼气急，烦躁多渴，大小便不利，服热药不得者。

2.白皮小豆散(《脚气治法总要》)

组成：赤小豆半升，桑白皮二两，紫苏一握，生姜半两。

功效：治疗脚气，小便涩，两脚肿，气胀。

3.石南圆(《太平惠民和剂局方》)

　　组成：白芍、薏苡仁、赤小豆、当归（去芦）、石南叶、
　　　　　牵牛子、麻黄（去根）、陈皮（去白）、杏仁、大腹
　　　　　皮（连子用）、川芎各二两，牛膝（去苗）、独活
　　　　　（去芦）、杜仲（炒）、木瓜各四两，五加皮三两。

　　功效：治风毒，脚弱少力，脚重疼痹。

（陈鑫）

阿胶 赤小豆

《备急千金要方·卷第二》产难第五说："治产难累日，气力乏尽，不能得生，此是宿有病方，赤小豆二升，阿胶二两。上二味，以水九升煮豆令熟，去滓，内胶令烊，一服五合。不觉更服，不过三服即出。"

【单味药效】

《神农本草经·上品》说："阿胶，味甘，平，无毒。治心腹内崩，劳极，洒洒如疟状，腰腹痛，四肢酸疼，女子下血，安胎。久服轻身，益气。"《名医别录·上品》说："阿胶，微温，无毒。主丈夫少腹痛，虚劳羸瘦，阴气不足，脚酸不能久立，养肝气。"阿胶味甘性平，归肺、肝、肾经，为血肉有情之品，甘温质润，为补血要药；又可养阴以滋肾水，阴液亏虚诸证常用；还可滋阴润肺，用治肺热阴虚、燥咳痰少、咽喉干燥、痰中带血等，常与马兜铃、牛蒡子、苦杏仁等同用，如补肺阿胶汤；阿胶味甘质黏，亦为止血要药，常用于治疗吐血尿血、便血崩漏、妊娠胎漏，止血效果良好。

赤小豆功效见前文（赤小豆 商陆）。

【配伍功效】

阿胶是血肉有情之品，既可补血滋阴，又可润燥止血，为补血要药；赤小豆既可以治疗热证，也可治疗寒热错杂证，可解产后虚劳之热且为药食同源之品；两药配伍，既补血滋阴，补益身体，又除阴虚之热，帮助生产。

【主治病症】

主治难产。

【参考用量】

阿胶3~9g，烊化兑服；赤小豆9~30g。

【临床应用要点】

临床上运用此方需要特别注意一点就是煎服法，即先将赤小豆煮熟，去滓后加入阿胶烊化。还有一点需要注意的就是，阿胶性质黏腻，有碍消化，故脾胃虚弱者要慎用。

【类方荟萃】

1.胶艾汤(《太平惠民和剂局方》)

组成：阿胶（碎，炒燥）、芎䓖、甘草（炙）各二两，当归、艾叶（微炒）各三两，白芍药、熟干地黄各四两。

功效：养血止血，调经安胎。

2.炙甘草汤(《金匮要略》)

组成：甘草四两（炙），桂枝三两，生姜三两，麦门冬半升，麻仁半升，人参二两，阿胶二两，大枣三十枚，生地黄一斤。

功效：益气滋阴，通阳复脉。

3.加减复脉汤(《重订通俗伤寒论》)

组成：北沙参、龙牙燕、陈阿胶、吉林参、麦冬、大生地、生白芍、清炙草、白毛石斛、鲜茅根。

功效：滋阴养血，生津润燥。治疗温热病后期，邪热久羁，阴液亏虚证，症见身热面赤，口干舌燥，脉虚大，手足心热甚于手足背者。

（陈鑫）

槐子　蒲黄

《备急千金要方·卷第二》产难第五说："治产难累日，气力乏尽，不能得生，此是宿有病，又方，槐子十四枚，蒲黄一合。上二味合内酒中，温服。须臾不生，再服之。水服亦得。"

【单味药效】

《神农本草经·上品》说："槐实，味苦，寒，无毒。治五内邪气热，止涎唾，补绝伤，五痔，火疮，妇人乳瘕，子脏急痛。"《名医别录·上品》说："槐实，味酸、咸，无毒。以七月七日取之，捣取汁，铜器盛之，日煎，令可作丸，大如鼠矢，内窍中，三易乃愈。又堕胎。久服明目，益气，头不白延年。"槐子又名槐实、槐角，味苦性寒，归肝、大肠经，有清热泻火、凉血止血之效，用于治疗肠热便血、痔肿出血、肝热头痛、眩晕目赤；槐子还可以清心、肺、脾、肝、大肠之火，可用于治心腹热痛，还可杀虫祛风，明目除热泪，其清血热、润肝燥效果明显，治疗心胸间热风烦闷、风眩欲倒、眼热目暗、妇人乳瘕等肝家血热之患。

《神农本草经·上品》说："蒲黄，味甘，平，无毒。治心、腹、膀胱寒热，利小便，止血，消瘀血。久服轻身，益气力，延年，神仙。"《名医别录·上品》说："蒲黄，无毒。"蒲黄味甘性平，归肝、心包经，属化瘀止血药，有止血、化瘀、通淋之效，用于治疗吐血、衄血、咯血、崩漏、外伤出血、经闭痛经、胸腹刺痛、跌扑肿痛、血淋涩痛等。

【配伍功效】

槐子味苦性寒，既可清热泻火，又可凉血止血；蒲黄味甘性平，既可化瘀止血，利尿通淋，还可治疗心腹诸痛。两药配伍，清热泻火，化瘀止血，用于治疗产妇因气血亏虚，虚热内生导致的难产不下。

【主治病症】

主治难产。

【参考用量】

槐子5~15g；蒲黄10~15g，孕妇慎用。

【临床应用要点】

槐子也称槐实、槐角，是槐树的荚果或种子，性寒。毕竟其属于苦寒之物，临床运用时应注意少量，因为孕妇体虚，大量使用容易伤阳；而蒲黄活血化瘀，切忌用于孕妇，以免小产。正因如此，此药对可用于难产催生，其煎服法应当注意，根据原文，与酒一同温服。

【类方荟萃】

1.贝母散(《圣济总录》)

组成：贝母一两半(去心秤)，槐子一两半。

功效：滑胎，治难产。

2.治难产方(《圣济总录》)

组成：吞槐子三枚，立产。

功效：主治难产。

3.延胡索散(圣济总录》)

组成：延胡索、当归(切，焙)、蒲黄(炒)芎䓖、生干地黄(焙)、赤芍药、泽兰、蓬莪术(煨，锉)、天麻、桂枝(去粗皮)、滑石、地榆(醋炒，焙)。

功效：活血调经。治室女月水不利，骨节酸痛，头面微浮，筋脉拘急，或生丹疹，寒热不时，饮食无味。

(陈鑫)

生地黄 生姜

《备急千金要方·卷第二》产难第五说："治产难累日，气力乏尽，不能得生，此是宿有病，又方，生地黄汁半升，生姜汁半升。上二味合煎熟，顿服之。"

【单味药效】

《神农本草经·上品》说："干地黄，味甘，寒，无毒。主折跌绝筋，伤中，逐血痹，填骨髓，长肌肉，作汤，除寒热、积聚，除痹，生者尤良。久服轻身，不老。"《名医别录·上品》说："生地黄，大寒。主治妇人崩中血不止及产后血上薄心、闷绝，伤身胎动下血，胎不落，堕坠，跞折，瘀血，留血，衄鼻，吐血，皆捣饮之。"生地黄味甘，性寒，入心、肝、肾经，可清热凉血，养阴生津，多与水牛角、玄参、牡丹皮、连翘等清热药物同用，治疗热入营血导致的高热烦渴、神昏发斑等；也可与侧柏叶、艾叶、地榆等合用，清血分热而凉血止血，治疗热证导致的出血证；此外因本品甘寒质润，可养阴生津，对热盛伤阴导致的烦渴多饮或阴虚生热导致的骨蒸潮热、大便秘结都有很好的疗效。

《神农本草经·中品》说："生姜，味辛，温。主胸满，咳逆上气，温中，止血，出汗。逐风湿痹，肠澼下利。生者尤良，久服去臭气，通神明。"《名医别录·中品》说："生姜，味辛，微温。主治伤寒头痛、鼻塞、咳逆上气，止呕吐。"生姜味辛，性微温，归肺、脾、胃经，自古以来就是止呕圣品，可解表散寒，温中止呕，温肺止咳，解毒等。常用于风寒感冒、胃寒呕吐、肺寒咳嗽，解鱼蟹毒。由于其善止呕，又是药食同源，常用来治疗妇人妊娠呕逆或急性肠胃性疾病引起的呕逆，有开胃和中之功。还可用于胃气不和，呕哕不安。

【配伍功效】

　　生地清热凉血，为寒药；生姜解表散寒，为温药，寒热相配刚好可治疗妇人难产之时的寒热错杂之证，二者配伍既可以清热凉血，滋阴生津，又可以防止清热太过，药寒伤体，治疗难产多日气液大伤，虚热内生。

【主治病症】

　　主治难产。

【参考用量】

　　生地黄12~30g，生姜3~10g。

【临床应用要点】

　　本方主要用于妇人难产多日，伤津耗气，气液大伤后，难以产出胎儿，用此方滋阴益气，温中除秽，助妇人产下胎儿。但由于生地黄性寒而滞，虽有生姜以防生地黄过于寒凉伤身，但使用还是要注意生地黄的量，不可过多，因妇人妊娠正是其虚弱之时，腠理不固，大量寒凉药极其容易伤其正气，坏其根本，故应深思熟虑，考虑周到。

【类方荟萃】

1.甘豆散(《产宝诸方》)

　　组成：黑大豆三升，生姜三两(炒)，甘草一寸。

　　功效：令易产，治风。主难产三日，子母不相见。

2.车前子煎(《圣济总录》)

　　组成：车前子一升，生地黄汁一升，蜂蜜一升。

　　功效：主治难产。

3. 活水无忧散(《寿世保元》)

　　　　组成：益母草二两，大枳壳一两，当归四钱，川芎一钱，
　　　　　　　　白芍二钱，生地黄二钱，生鲤鱼一个，官桂一钱，
　　　　　　　　急性子四钱，陈皮一钱，甘草八分。

　　　　功效：治难产、死胎在腹。

（陈鑫）

朱砂 榆白皮

《备急千金要方·卷第二》子死腹中第六说："治胎死腹中，真朱汤方，熟真朱一两，榆白皮（切）一升。上二味，以苦酒三升煮取一升，顿服，死胎立出。"

【单味药效】

《神农本草经·上品》说："丹砂，味甘，微寒。主身体五脏百病，养精神，安魂魄，益气，明目，杀精魅邪恶鬼。"《名医别录·上品》说："丹砂，主通血脉，止烦满、消渴，益精神，悦泽人面，除中恶，腹痛，毒瓦斯，疥瘘诸疮。"药对中熟真朱即丹砂，又称朱砂，味甘，性微寒，有毒，归心经，能清心镇惊，安神解毒。治咽喉肿痛、烦闷，安神；亦治妇女难产、胞衣不下、子死腹中，痘疮疔毒（不餐痘中有疔，病势极险），肝虚目暗，茫茫不见，青盲眼，目生顽翳，小儿中风，手足拘挛。

榆白皮功效见前文（冬葵子 榆白皮）。

【配伍功效】

朱砂味甘性微寒，有毒，归心经，可治疗子死腹中；榆白皮利水通淋，祛痰，消肿解毒。两药配伍，榆柏皮帮助朱砂下死胎，清热泻火，化瘀止血，治疗胎死腹中，胎死不下之证。

【主治病症】

主治胎死不下。

【参考用量】

朱砂，0.1~0.5g，多入丸散服，不宜入煎剂，不宜大量服用，也不宜少量久服，孕妇及肝肾功能不全者禁用；榆白皮9~15g。

【临床应用要点】

胎死不下多因妊妇气血虚弱，胞宫无力娩出胎儿；或胞宫瘀血阻滞，不能送胎外出所致，若是后者，可用此朱砂配榆柏皮以下之。朱砂味甘性微寒，有毒，可下死胎；榆柏皮属于通利要药，利水通淋，清热解毒，可助朱砂滑下死胎，肃清瘀毒。一般朱砂不宜入煎剂，但此方功效为下死胎，功效特殊，运用时需要注意其特殊的服法，需用苦酒三升煎服这两味药，煎服成一升后，顿服，死胎立出。

【类方荟萃】

1. 榆白皮散（《太平惠民和剂局方》）

组成：冬葵子一两，榆白皮一两，瞿麦一两，木通半两，麻仁（去壳）三分，牛膝（去苗，酒浸，焙）三分。

功效：滑胎易产。治妊娠曾因漏胎去血，或临产惊动太早，产时未至，秽露先下，致使胎胞干燥，临产艰难，并宜服之。

2. 二圣丹（《圣济总录》）

组成：朱砂一两，乳香一两。

功效：催生，主难产。

3. 滑胎散（《杨氏家藏方》）

组成：冬葵子、官桂（去粗皮）、泽泻、榆白皮各等分。

功效：催生滑胎，治难产。

（陈鑫）

冬葵子　阿胶

《备急千金要方·卷第二》子死腹中第六说："治胎死腹中，干燥着背方，葵子一两，阿胶五两。上二味，以水五升煮取二升，顿服之。未出，再煮服。"

【单味药效】

冬葵子功效见前文（冬葵子　榆白皮）。

阿胶功效见前文（阿胶　赤小豆）。

【配伍功效】

冬葵子可清热利尿，下乳，润肠；阿胶是血肉有情之品，既可补血滋阴，又可润燥止血，为补血要药。两者又都为甘缓之药，两药配伍，可以治疗产妇气血虚弱，死胎不下。

【主治病症】

主治胎死不下。

【参考用量】

冬葵子3~9g；阿胶3~9g，烊化兑服。

【临床应用要点】

胎死不下多因妊娠妇女气血虚弱，胞宫无力娩出胎儿；或胞宫瘀血阻滞，不能送胎外出所致。若是前者，可用冬葵子配伍阿胶以下之，气血双补，下利死胎且滋阴养血。要注意的一点是，冬葵子是利水渗湿药，易耗伤津液，此时产妇本就阴亏津少，胎死不下，运用时应注意使用量，以免过量使得产妇阴津耗竭，真元耗散。

【类方荟萃】

1. 加味济生汤(《顾氏医径》)

　　组成：当归、川芎、枳壳、香附、大腹皮、乌药、车前、牛膝、冬葵子。

　　功效：主治难产，因胎前安逸，喜坐贪睡，致临产而气滞血涩者。

2. 滑血饮(《梅氏验方新编》)

　　组成：归身六钱，川芎三钱，益母草三钱，冬葵子一合，阿胶一两(炒)，滑石三钱。

　　功效：催生，主胞浆已破而胎仍不下者。

3. 车前子散(《冯氏锦囊秘录》)

　　组成：车前子一两，滑石一两，阿胶一两。

　　功效：滑胎，令易产，利九窍，主难产。

(陈鑫)

牛膝　冬葵子

《备急千金要方·卷第二》胞胎不出第八说："治胎死腹中，若母病欲下之，又方，牛膝三两，葵子一升。上二味，以水七升煮取三升，分三服。"

【单味药效】

《神农本草经·上品》说："牛膝，味苦，平，无毒。治寒湿痿痹，四肢拘挛，膝痛不可屈伸，逐血气，伤热，火烂，堕胎。久服轻身，耐老。"《名医别录·上品》说："牛膝，味酸，平，无毒。主伤中少气，男子阴消，老人失溺，补中续绝，填骨髓，除脑中痛及腰脊痛，妇人月水不通，血结，益精，利阴气，止发白。"牛膝味苦、甘、酸，性平，归肝、肾二经，可补益肝肾，也是一味活血调经药。牛膝可逐瘀通经，补肝肾，强筋骨，利尿通淋，引血下行。主要用于治疗闭经痛经、腰膝酸痛、筋骨无力、淋证、水肿、头痛、眩晕、牙痛、目疮、吐血、衄血。牛膝是补肝肾之要药，也是引血下行之要药。

葵子功效见前文（冬葵子　榆白皮）。

【配伍功效】

牛膝味苦、甘、酸，性平，可补肝肾，强筋骨，逐瘀通经，引血下行；冬葵子味甘、涩，性凉，可清热利尿，下乳，润肠。两者又都为甘缓性平之药，两药配伍，可引血下行，治疗胞宫无力娩出胎儿之症。

【主治病症】

主治胎死不下。

【参考用量】

牛膝5~9g，孕妇慎用；冬葵子3~9g。

【临床应用要点】

牛膝能补能行，临床应用广泛，有怀牛膝与川牛膝之分。目前多认为怀牛膝与川牛膝均可逐瘀，治血滞之月经不调、痛经、闭经、关节痹痛及跌打损伤，又均能利尿通淋，引经血下行，治小便不利、淋浊涩痛，吐血、衄血、尿血，牙龈肿痛、口舌生疮及头痛眩晕等。区别在于怀牛膝多制用，长于补肝肾，强筋骨；而川牛膝多生用，善逐瘀通经，通利关节。

【类方荟萃】

1.加味济生汤(《顾氏医径》)

组成：当归、川芎、枳壳、香附、大腹皮、乌药、车前、牛膝、冬葵子。

功效：主治难产，因胎前安逸，喜坐贪睡，致临产而气滞血涩者。

2.治难产方(《备急千金要方》)

组成：槐枝(切)二升，榆白皮(切)、大麻仁各一升，瞿麦、通草各五两，牛膝四两。

功效：治难产。

3.舒气散(《傅青主女科》)

组成：人参一两，当归一两(酒洗)，川芎五钱，白芍五钱(酒炒)，紫苏梗三钱，牛膝二钱，陈皮一钱，柴胡八分，葱白七寸。

功效：治妊娠气逆难产。

(陈鑫)

石钟乳　木通

《备急千金要方·卷第二》下乳第九说："治妇人乳无汁，又方，通草、石钟乳。上二味各等分，末，粥饮服方寸匕，日三。后可兼养两儿。"

【单味药效】

《神农本草经·上品》说："石钟乳，味甘，温，无毒。治咳逆上气，明目，益精，安五脏，通百节，利九窍，下乳汁。"《名医别录·中品》说："石钟乳，无毒。主益气，补虚损，疗脚弱疼冷，下焦伤竭，强阴。"石钟乳味甘性温，归肺、肾、胃经，又称钟乳石，有温肺助阳、平喘、制酸、通乳之效，属于补阳药的一种。它主要用于治疗寒痰喘咳、阳虚冷喘、腰膝冷痛、胃痛泛酸、乳汁不通等病症，效果颇佳。

《神农本草经·中品》说："通草，味辛，平，无毒。主去恶虫，除脾胃寒热，通利九窍、血脉、关节，令人不忘。"《名医别录·中品》说："通草，味甘，无毒。主治脾疸，常欲眠，心烦，哕出音声，疗耳聋，散痈肿、诸结不消，及金疮，恶疮，鼠瘘，踒折，齆鼻，息肉，堕胎，去三虫。"古之通草即现代木通科木通是也。木通味苦性寒，归心、小肠、膀胱经，有利尿通淋、清心除烦、通经下乳之效，既可用于治疗小便不利、淋沥涩痛及口舌生疮、心烦尿赤；亦可用于治疗产后乳汁不多。

【配伍功效】

石钟乳味甘性温，能温肺助阳，通乳效果好；木通味甘、淡，性微寒。两者都是甘味药，都能下乳通行经络，两药配伍，便可治疗产热内生、乳汁不通等症。

【主治病症】

主治妇人乳汁不行。

【参考用量】

石钟乳3~9g，木通3~6g。

【临床应用要点】

陈士铎的《本草新编》里这样描述："石钟乳，味甘，气温，无毒。主咳逆上气，疗脚弱冷疼，安五脏，百节皆通，下乳汁，九窍并利，解舌痹渴，补下焦，止遗精，益气强阴，通声明目，久服育子。亦须制伏，方可入药。雷公之制自佳，非研万遍，断不可轻用。"强调了石钟乳的炮制之法。而在《备急千金要方》原文里强调了煎服法的重要性。故此临床运用时应把握好炮制与其煎服法这两点，运用得当，方能有效。

【类方荟萃】

1.钟乳汤（《备急千金要方》）

组成：石钟乳、白石脂各六铢，通草十二铢，桔梗半两（切），硝石六铢（一方用滑石）。

功效：治妇人乳无汁。

2.漏芦汤（《备急千金要方》）

组成：漏芦、通草各二两，石钟乳一两，黍米一升。

功效：治妇人乳无汁。

（陈鑫）

石钟乳　漏芦

《备急千金要方·卷第二》下乳第九说："治乳无汁，又方石钟乳、漏芦各二两。上二味治下筛，饮服方寸匕，即下。"

【单味药效】

石钟乳功效见前文（石钟乳　木通）。

《神农本草经·上品》说："漏芦，味苦，寒，无毒。治皮肤热毒，恶疮，疽，痔，湿痹，下乳汁。久服轻身，益气，耳目聪明，不老，延年。"《名医别录·上品》说："漏芦，味咸，大寒，无毒。主止遗溺，热气疮痒如麻豆，可作浴汤。"漏芦味苦性寒，归胃经，有清热解毒、消痈、下乳、舒筋通脉之效。用于治疗乳痈肿痛、痈疽发背、瘰疬疮毒、乳汁不通、湿痹拘挛，还可治疗疮痈初起红肿热痛，或乳房红肿疼痛欲成痈肿及乳汁不下。漏芦还是一味抗癌药，可在一定程度上抑制癌细胞生长。

【配伍功效】

石钟乳味甘性温，能温肺助阳，通乳效果好；漏芦味苦性寒，能清热下乳。两药配伍，一温一寒，可治疗产热内生、乳汁不通等症。

【主治病症】

主治妇人乳汁不行。

【参考用量】

石钟乳3~9g；漏芦5~9g，孕妇慎用。

【临床应用要点】

宋代方书《妇人大全良方》说："漏芦散，疗乳妇气脉壅塞，乳汁不行及经络凝滞，奶乳胀痛，留蓄邪毒，或作痈肿。此药服之，自然内消，乳汁通行。漏芦二两半，蛇蜕十条（炙），瓜蒌十个（急火烧令焦，存性）。"又说："疗乳妇气少血衰，脉涩不行，乳汁绝少。成炼钟乳粉（研），浓煎漏芦汤，调下二钱。"由此可见，漏芦是通乳之药，古人常用此药来治疗乳汁不下。但不同类型的乳汁不下，漏芦需配伍不同药味，如产热内生、气少血衰的乳汁不下，配合石钟乳来通利下乳；若气脉壅塞、经络凝滞的乳汁不下，配合蛇蜕、瓜蒌。

【类方荟萃】

1.钟乳汤（《备急千金要方》）

组成：石钟乳、白石脂各六铢，通草十二铢，桔梗半两（切），硝石六铢（一方用滑石）。

功效：治妇人乳无汁。

2.漏芦散（《备急千金要方》）

组成：漏芦半两，石钟乳、栝楼根各一两，蛴螬三合。

功效：治妇人乳无汁。

（陈鑫）

猪蹄　木通

《备急千金要方·卷第二》下乳第九说："治乳无汁，又方，猪蹄二枚（熟炙，槌碎），通草八两（细切）。上二味以清酒一斗浸之，稍稍饮尽，不出更作。（《外台》猪蹄不炙，以水一斗煮取四升，入酒四升更煮，饮之。）"

【单味药效】

《备急千金要方·卷第二十六食治》说："大猪四蹄，小寒，无毒，主伤挞诸败疮。母猪蹄寒，无毒。煮汁服之，下乳汁，甚解石药毒。"猪蹄味甘、咸，性平，归胃经，可补血、通乳、托疮。治妇人乳少、痈疽疮毒等。还可补血益气，滋阴生津，对于妇人产后母体虚弱，更有补益之功。

通草功效见前文（石钟乳　木通）。

【配伍功效】

猪蹄为血肉有情之品，亦为药食同源之品，其味甘、咸，性平，能补益产后虚弱母体，有补血益气、滋阴润燥之效，为母体提供生化之源，配合木通，使既有乳汁生化之源，又有乳道通利，两药相合，共奏通乳之功。

【主治病症】

主治妇人乳汁不行。

【参考用量】

猪蹄2枚，木通3~6g。

【临床应用要点】

对于猪蹄，在《随息居饮食谱》中说道："填肾精而健腰脚，滋胃液以滑皮肤，长肌肉可愈漏疡，助血脉能充乳汁，较肉尤补。"乳汁为气血所化，气血不足则会导致乳汁分泌不足。而猪蹄有补精养血的作用，可用于产后调理。对于气血亏虚的产妇，可以用黄芪、当归一起炖汤；而若既有气血不足又伴有乳络不畅，则配合木通、路路通或者漏芦等通利之品。

【类方荟萃】

1.母猪蹄汤(《备急千金要方》)

组成：母猪蹄一具(粗切)。

功效：治乳无汁。

2.加味八珍猪蹄汤(《不知医必要》)

组成：党参(去芦)一钱，陈皮一钱，白芍(酒炒)一钱，当归一钱，熟地黄一钱，白术(净)一钱，赤茯苓六分，川芎六分，木通一钱。

功效：虚弱人，产后气血不足，乳汁不下。

(陈鑫)

卷三　妇人方中

独活　当归

《备急千金要方·卷第三》中风第三说："治产后中柔风，举体疼痛，自汗出者及余百疾方，独活八两，当归四两。上二味，㕮咀，以酒八升，煮取四升，去滓，分四服，日三夜一，取微汗。"

【单味药效】

《神农本草经·上品》说："独活，味苦，平，无毒。主风寒所击，金疮。止痛，奔豚，痫，痓，女子疝瘕。久服轻身，耐老。"《名医别录·上品》说："独活，味甘，微温，无毒。主治诸贼风，百节痛风，无久新者。"独活味辛、苦，性微温，归肾、膀胱经。独活属散寒祛风湿药，可祛风除湿，通痹止痛，用于风寒湿痹，腰膝疼痛；少阴伏风头痛，风寒挟湿头痛，或风毒脚弱痹满上气，以及脚气肿胀痛、中风不语等。另外．独活还可发散郁热，用于治疗风火牙痛之证。

《神农本草经·中品》说："当归，味甘，温，无毒。治咳逆上气，温疟，寒热洒洒在皮肤中。妇人漏下，绝子。诸恶疮疡，金疮，煮饮之。"《名医别录·中品》说："当归，味辛，大温，无毒。主温中，止痛，除客血内塞，中风，痓，汗不出，湿痹，中恶，客气虚冷，补五脏，生肌肉。"当归味甘、辛，性温，归肝、心、脾经，是一味药食同源之品，有补血活血、调经止痛、润肠通便之效。主要用于治疗血虚萎黄、眩晕心悸、月经不调、闭经痛经、虚寒腹痛、风湿痹痛、跌扑损伤、痈疽疮疡、肠燥便秘等。而酒当归则有活血通经之效，用于治疗闭经痛经、风湿痹痛、跌扑损伤等。

【配伍功效】

独活辛散苦燥，气香温通，性走窜，祛风除湿，通痹止痛；当归辛甘温，功专养血活血。二者相配伍，标本兼治，血虚得复，风湿得除，此药对主要治疗产后中风伴全身疼痛。

【主治病症】

主治妇人产后中风。

【参考用量】

独活6~12g，当归3~6g，二药比例为2∶1。

【临床应用要点】

此方在原文中着重强调了煎服法，是用酒煎服，一是为了更好地析出独活及当归的药性，二是酒有驱寒保暖之效。其中还有一个比较特殊的服药法就是"日三夜一"，白天喝三次，夜间喝一次，比起平常的日三服，更能让药效持续作用在人体。《医略六书》中这样描述此方："产后血虚亏乏，风邪袭入经中，营血不能灌溉，故肢体不仁，疼痛不止。当归养血以荣经脉，独活祛邪以除痹痛。水、酒合煎，使荣气内充，风邪外解，而经脉清和，营血溉注，焉有肢体不仁，疼痛不愈乎？"以当归的养血荣经，独活的祛邪止痛来治疗产后的气血亏虚，风邪侵袭导致的肢体不仁伴全身疼痛，有祛风散邪，养血柔筋之效，故治愈妇人的产后中风。

【类方荟萃】

1. 地黄散(《明目至宝》)

　　组成：熟地黄一两，当归一两，羌活一两，独活一两。

　　功效：治伤折为风冷所侵，皮肉不合，肿痛。

2. 当归独活酒(《民间验方》)

　　组成：独活60g，大豆500g，当归10g，黄酒1500mL。

　　功效：祛风补血。适宜产后血虚、中风口噤者服用。

3. 防风酒《备急千金要方》

　　组成：防风、独活各一斤，女萎、桂心各二两，茵芋一
　　　　　两，石斛五两。

　　功效：治产后中风。

（陈鑫）

木防己　茵芋

《备急千金要方·卷第三》中风第三说:"治产后中风,木防己膏方,木防己半升,茵芋五两。上二味㕮咀,以苦酒九升渍一宿,猪膏四升煎,三上三下,膏成,炙手摩千遍,瘥。"

【单味药效】

《神农本草经·中品》说:"防己,味辛,平。治风寒,温疟,热气,诸痫。除邪,利大小便。"《名医别录·下品》说:"防己,味苦,温,无毒。主治水肿,风肿,祛膀胱热,伤寒,寒热邪气,中风,手脚挛急,止泄,散痈肿、恶结,诸蜗疥癣,虫疮,通腠理,利九窍。"木防己味苦、辛,性寒,归膀胱、肾、脾经,可祛风除湿,通经活络,解毒消肿,用于治疗风湿痹痛、水肿、小便淋痛、闭经、跌打损伤、咽喉肿痛、疮疡肿毒、湿疹、毒蛇咬伤等。既可内服煎汤,也可外用。阴虚、无湿热者及孕妇慎服。

《神农本草经·下品》说:"茵芋,味苦,温,有毒。主五脏邪气,心腹寒热,羸瘦,如疟状,发作有时,诸关节风湿痹痛。"《名医别录·下品》说:"茵芋,微温,有毒。主治久风湿走四肢,脚弱。"茵芋味辛、苦,性温,有毒,归肝、肾二经。茵芋可祛风胜湿,治疗风湿痹痛,四肢挛急,两足软弱等,现代主要是用来治疗风湿性关节炎和水肿。可治风气积滞成脚气,常见双脚微肿,伴或不伴脚痛,还可以治疗产后中风。茵芋由于有毒,阴虚而无风湿实邪者禁服。

【配伍功效】

木防己味苦、辛,性寒;茵芋味辛、苦,性温,二者都属于辛味药,都可以祛风除湿,通痹止痛。不过前者性寒,后者性温，茵芋之温以制木防己之寒，以防寒气伤及母体。两药配伍，增强祛风除湿之药性，又可相互制约，寒热平衡。

【主治病症】

主治产后中风。

【参考用量】

外用，木防己5~10g，茵芋0.9~1.8g。

【临床应用要点】

据考证，古时的木防己其实是现代的广防己，临床已证实长期服用广防己可导致间质性肾炎，故现在市面上均为粉防己。为了保证用药安全，现临床应用此药对都用粉防己替代木防己。在《日华子本草》中是这样描述茵芋的："治一切冷风，筋骨怯弱羸颤，入药炙用。"而《本草纲目》《备急千金要方》《外台秘要》诸古方，治风痫有茵芋丸，治风痹有茵芋酒，治妇人产后中风有茵芋膏，风湿诸方多用之。茵芋其实是古人治风妙品，但近代很少有人应用这味药。木防己及茵芋这两味药配伍，互相制约，相辅相成，但临床运用时，还是要注意茵芋的毒性，应从小剂量用起。

【类方荟萃】

1.华佗赤散（《备急千金要方》）

组成：朱砂十二铢，蜀椒、蜀漆、干姜、细辛、黄芩、防己、桂心、茯苓、人参、沙参、桔梗、女萎、乌头各十八铢，雄黄二十四铢，吴茱萸三十铢，麻黄、代赭石各二两。

功效：伤寒头痛身热，腰背强引颈，及风口噤，疟不绝；妇人产后中风寒，经气腹大。

2.防风酒(《备急千金要方》)

　　组成：防风、独活各一斤，女萎、桂心各二两，茵芋一
　　　　　两，石斛五两。

　　功效：治产后中风。

3.深师茵芋酒(《外台秘要》)

　　组成：茵芋二两，狗脊二两，踯躅花二两（生用），乌
　　　　　头二两（生用），附子二两（生用），天雄一两
　　　　　（生用）。

　　功效：疗新久风，体不仁屈曳，或拘急肿，或枯焦，皆
　　　　　主之。

（陈鑫）

露蜂房　败船茹

《备急千金要方·卷第三》恶露第五说："治产后漏血不止方，露蜂房、败船茹，上二味等份，作灰，取酪若浆服方寸匕，日三。"

【单味药效】

《神农本草经·下品》说："露蜂房，味苦，平，有毒。治惊痫，瘛疭，寒热，邪气，癫疾，鬼精，蛊毒，肠痔。"《名医别录·中品》说："露蜂房，味咸，有毒。主治蜂毒，毒肿。"露蜂房味甘性平，归胃经，有祛风止痛、攻毒杀虫之效，用于治疗疮疡肿毒、乳痈、瘰疬、皮肤顽癣、鹅掌风、牙痛、风湿痹痛。

《千金翼方·草部药品之下》说："败船茹，平。主妇人崩中，吐痢，血不止，烧作灰服之。"《名医别录·下品》说："败船茹，平。主治妇人崩中，吐痢血不止。"败船茹性平，是古时补木船缝隙所用过的竹茹，至今已无人再用，一是世人罕知，二是市面上也无货。主要用于治疗血证，如妇人崩中漏下，或吐血、痢血不止等。古书中记载主要是烧灰取之用来治疗妇人崩漏，产后恶露不尽等。

【配伍功效】

露蜂房味甘性平，可杀虫攻毒，治寒热邪气；败船茹也是性平之药，可治疗血证。两药配伍，祛风解毒，清热消肿，烧灰存性，止血效佳，可治疗妇人产后漏血不止及寒热错杂的崩中漏下。

【主治病症】

1.妇人产后恶露不尽。

2.崩漏。

【参考用量】

露蜂房6~12g，败船茹6~12g。

【临床应用要点】

在《备急千金要方》中，露蜂房与败船茹这一药对，是用来治疗妇人崩中的，使用时注意其煎服法，原文是烧作灰后内服。但临床应用露蜂房这味药的时候注意一下剂量问题，而且气血虚弱及肾功能不全者慎服。在《滇南本草》中说："治一切虚证，阳痿无子，采服之。"在云南，露蜂房也称蜂房，是药食同源之品，云南当地人把它当作一种补品，用来治疗阳痿无子之症。临床配伍上要注意其药性喜恶，如在《本草经集注》中说："露蜂房，恶干姜、丹参、黄芩、芍药、牡蛎。"所以临床使用露蜂房时要避免使用以上药物。

【类方荟萃】

1.如神散（《太平惠民和剂局方》）
　　组成：川椒（去目及闭口者，微炒出汗用），露蜂房（微炙）。
　　功效：治风牙、蛀牙攻痓疼痛，日夜不止，睡卧不安，或牙动摇，连颊浮肿，不拘久近，并皆治之。

2.露蜂房汤（《圣济总录》）
　　组成：露蜂房（大者，炙）一两，矾石（烧灰）一两。
　　功效：治牙齿肿痛。

3.露蜂房散（《圣济总录》）
　　组成：露蜂房三两，乱发三两，蛇蜕三两，棘针三两。
　　功效：治疗肿。

（陈鑫）

干姜 乌贼骨

《备急千金要方·卷第三》恶露第五说："治妇人血瘕痛方，干姜、乌贼鱼骨各一两。上二味治下筛，酒服方寸匕，日三。"

【单味药效】

《神农本草经·中品》说："干姜，味辛，温，无毒。治胸满，咳逆上气，温中，止血，出汗。逐风，湿痹，肠澼下利。"《名医别录·中品》说："干姜，大热，无毒。主治寒冷腹痛，中恶，霍乱，胀满，风邪诸毒，皮肤间结气，止唾血。"干姜味辛，性热，归脾、胃、肾、心、肺经，能温中散寒，回阳通脉，燥湿消痰，用于治疗脘腹冷痛，呕吐泄泻，霍乱胀满，风邪诸毒，皮肤间结气，止唾血。干姜可治卒心痛；也可治少阴病，下利清谷，里寒外热；还可治中寒水泻或头目眩晕吐逆或妊娠呕吐不止。

《神农本草经·中品》说："乌贼鱼骨，味咸，微温。主女子漏下赤白经汁，血闭，阴蚀肿痛，寒热，惊气，癥瘕，无子。"《名医别录·中品》说："乌贼鱼骨，无毒。主治惊气入腹，腹痛环脐，阴中寒肿，令人有子，又止疮多脓汁不燥。"乌贼鱼骨常被称为乌贼骨，现称海螵蛸，味咸、涩，性温，归脾、肾经，能收敛止血，固精止带，制酸止痛，收湿敛疮。主治吐血、呕血、崩漏、便血、衄血、创伤出血，肾虚遗精、滑精、赤白带下，胃痛嘈杂、嗳气反酸，湿疹、溃疡等。

【配伍功效】

干姜味辛，性热，可温中散寒；乌贼鱼骨味咸、涩，性温，可收敛固涩。两药配伍，散寒的同时不忘固涩，使散中有收，治疗妇人寒凉引起的痛经，或者妇人产后腹痛，都有很好的疗效。

【主治病症】

　　1.妇人产后腹痛。

　　2.痛经。

【参考用量】

　　干姜3~10g，乌贼骨3~10g，二药等量。

【临床应用要点】

　　对于干姜这味药，张元素说过："干姜本辛，炮之稍苦，故止而不移，所以能治里寒，非若附子行而不止也。理中汤用之者，以其回阳也。"而乌贼骨禀金水之精，金能平木，故治血闭肿痛，寒热癥瘕。水能益髓，故治赤白漏下，女子无子。《黄帝内经》中这样描述乌贼骨的，"治年少时，有所大脱血，若醉入房，中气竭，肝伤，故月事衰少不来，病名血枯，治以四乌鲗骨一藘茹，二物并合之，丸以雀卵，大如小豆，以五丸为后饭，饮以鲍鱼汁"。由此可知，早在春秋战国就有乌贼骨治疗妇科病。再配合上驱寒的干姜，二者收中有散，散中有收，治疗妇人产后腹痛或者痛经都很好的疗效。

【类方荟萃】

1.干姜四物汤(《医略六书》)

　　组成：熟地黄五钱，人参钱半，白术钱半(炒)，当归三钱，白芍钱半，川芎钱半，干姜钱半。

　　功效：治产后身痛，脉虚细者。

2.丁香圆(《太平惠民和剂局方》)

　　组成：猪牙皂一两，官桂一两，干姜一两，丁香一两，木香一两，黑牵牛二两，大黄二两，三棱二两，附子二两，青皮三两，巴豆霜三两。

功效：治积滞不消，心腹坚胀，痰逆呕哕，噫醋吞酸，胁肋刺痛，胸膈痞闷，或反胃恶心，食饮不下，气上冲胸，痞噎不通，及食症酒癖，血瘕气块，时发刺痛，全不思食，并治之。

3. 内灸散（《太平惠民和剂局方》）

组成：茴香、藿香、丁香皮、熟干地黄（洗，焙）、肉桂（去粗皮）各一两半，甘草（炙赤）、山药、当归（去芦，洗）、白术、白芷各八两，干姜（炮）、川芎、黄芪（去苗）各二两，木香一两，陈皮（去白）四两，白芍药十两。

功效：治妇人产前、产后一切血疾，血崩虚惫，气逆呕吐，冷血、冷气凝积，块硬刺痛，泄下青白，或下五色，腹中虚鸣，气满坚胀，沥血腰疼，口吐清水，频产血衰，颜色青黄，劳伤劣弱，月经不调，下血堕胎，血迷、血运、血瘕，时发疼痛，头目眩运，恶血上心，闷绝昏迷，恶露不干，体虚多汗，手足逆冷，并宜服之。

（陈鑫）

桂心　伏龙肝

《备急千金要方·卷第三》杂治第八说："治女人交接辄血出方，桂心、伏龙肝各二两。上二味为末，酒服方寸匕，立止。"

【单味药效】

《神农本草经·上品》说："牡桂，味辛，温，无毒。主上气咳逆，结气，喉痹，吐呕，利关节，补中益气。"《名医别录·上品》说："牡桂，无毒。主治心痛，胁风，胁痛，温筋通脉，止烦，出汗。味甘、辛，大热，有毒。主温中，利肝肺气，心腹寒热，冷疾，霍乱，转筋，头痛，腰痛，出汗，止烦，止唾、咳嗽、鼻衄，能堕胎，坚骨节，通血脉，理疏不足，宣导百药，无所畏。"《备急千金要方》中的桂心即肉桂，味辛、甘，性大热，入心、脾、肝、肾四经，补元阳，暖脾胃，除积冷，通血脉。主治命门火衰，肢冷脉微，亡阳虚脱，腹痛泄泻，寒疝奔豚，腰膝冷痛，经闭癥瘕，阴疽，流注，及虚阳浮越，上热下寒。还可治肾气虚乏，下元憊冷，元阳不足，命门火衰；或治冷气攻心腹痛，多呕，不欲饮食；或治久寒积冷，心腹疗痛；或治濡泄、水利久不止等。

《名医别录·下品》说："伏龙肝，味辛，微温。主治妇人崩中，吐下血，止咳逆，止血，消痈肿，毒瓦斯。"《长沙药解·卷二》说："灶中黄土，味辛，入足太阴脾、足厥阴肝经。燥湿达木，补中摄血。"伏龙肝又名灶心土，味辛，性温，归脾、胃经，可温中和胃，止吐，止血，止泻。主要用于妊娠恶阻、胃寒呕吐、腹泻、便血、吐血、血崩、赤白带下、尿血、鼻衄、胎盘滞留、直肠出血等。

【配伍功效】

桂心味辛甘，性大热，能补阳散寒；伏龙肝味辛性温，主要是用来止血。妇人阴中虚寒，不能固摄，故性交时出现阴道出血的情况。桂心与伏龙肝配伍，既散寒补阳，又止血温中，补益妇人元气与阳气，标本同治。

【主治病症】

1.妇人漏下。

2.阴道出血。

【参考用量】

桂心1~5g，孕妇慎用，不宜与赤石脂同用；伏龙肝1~5g。二药等量作散以酒送服。

【临床应用要点】

《备急千金要方》中的桂心，指的就是肉桂，桂心是肉桂的一种，但世人常把桂心误以为是桂枝。肉桂辛、甘、大热，长于温里寒，常用治里寒证；可补火助阳，引火归元；也可治疗肾阳不足、命门火衰之畏寒肢冷、腰膝软弱、夜尿频多、阳痿宫寒、滑精早泄及虚阳上浮之虚喘、心悸等。而相比肉桂，桂枝辛温之性较小，桂枝还入肺经，而开腠发汗，温阳于卫分，使营血畅旺于肌表，故长于散表寒，用于风寒表证和上肢肩臂疼痛等；还有助阳化气、利水退肿之效，可治肾与膀胱阳虚寒凝、气化不行之小便不利、水肿及痰饮证。这两者是不同的，临床使用时需要注意辨别。

【类方荟萃】

1.伏龙肝汤(《备急千金要方》)

组成：伏龙肝如弹丸七枚，生地黄四升（一方五两），生姜五两，甘草、艾叶、赤石脂、桂心各二两。

功效：治崩中去赤白，或如豆汁方。

2.固源汤（《简明医彀》）

组成：条芩钱半，臭椿根皮二钱，灶心土一钱，当归头一钱，熟地黄一钱，白芍药一钱，地榆一钱，川芎一钱，艾叶五分，荆芥（炒）五分。

功效：治血崩日久不止。

3.十全大补汤（《太平惠民和剂局方》）

组成：人参、肉桂（去粗皮，不见火）、川芎、地黄（洗，酒蒸，焙）、茯苓（焙）、白术（焙）、甘草（炙）、黄芪（去芦）、当归（洗，去芦）、白芍药各等分。

功效：温补气血。治诸虚不足，五劳七伤，不进饮食；久病虚损，时发潮热，气攻骨脊，拘急疼痛，夜梦遗精，面色萎黄，脚膝无力；一切病后气不如旧，忧愁思虑伤动血气，喘嗽中满，脾肾气弱，五心烦闷，以及疮疡不敛，妇女崩漏等。

（陈鑫）

卷四　妇人方下

生地黄　干漆

《备急千金要方·卷第四》月水不通第二说："治月经不通，脐下坚结，大如杯升，发热往来，下痢羸瘦，此为气瘕（一作血瘕），若生肉癥，不可为也，疗之之方，生地黄三十斤（取汁），干漆一斤（为末）。上二味，以漆末内地黄汁中，微火煎令可丸，每服酒下如梧子大三丸，不知加之，常以食后服。"

【单味药效】

生地黄功效见前文（生地黄　生姜）。

《神农本草经·中品》说："干漆，味辛、温，有毒。主绝伤，补中，续筋骨，填髓脑，安五脏，五缓，六急，风寒湿痹。"《名医别录·上品》说："干漆，有毒。主治咳嗽，消瘀血，痞结，腰痛，女子疝瘕，利小肠，去蛔虫。"干漆味辛性温，有毒，归肝、脾二经，可破瘀，消积，杀虫，主要用于治疗妇女经闭，对于妇人素有瘀滞，下焦血分受寒，血凝所致的经闭，干漆可入血分而消之；还用于治疗癥瘕、瘀血、虫积，逐肠胃一切有形之积滞。

【配伍功效】

生地黄味甘性寒，为凉药，清热凉血，养阴生津；干漆味辛，为温药，破瘀消积力量较强。一温一凉，两药相配伍，可凉血祛瘀，通经除滞，故可治疗女子月事不通，月经不调。

【主治病症】

主治月经不通。

【参考用量】

生地黄12~30g；干漆2~5g，孕妇及对漆过敏者禁用。

【临床应用要点】

对于地黄，《药性论》中是这样说的："补虚损，温中下气，通血脉，治产后腹痛，主吐血不止。"而《神农本草经疏》中说道："干地黄，乃补肾家之要药，益阴血之上品。"可以看出古人都认为地黄是补肾益气之药，而对于干漆，在《神农本草经疏》里这样说道："干漆，能杀虫消散，逐肠胃一切有形之积滞，肠胃既清，则五脏自安，痿缓痹结自调矣。"干漆以"通"和"消"为主要功效，可以治疗女子下焦血分受寒的月经不通。但干漆有毒，易损伤人体，而配合补益之药地黄，则相得益彰。

【类方荟萃】

1.干漆煎丸(《太平圣惠方》)

组成：干漆(杵末)半斤，生地黄(捣绞取汁)半斤，生牛膝(捣绞取汁)五斤。

功效：治妇人月水不通，脐下积聚，结硬如杯，发热往来，食少羸瘦。

2.鳖甲干漆散(《产科发蒙》)

组成：鳖甲、琥珀、大黄、干漆各等分。

功效：治妇人血癥瘕。

3.大黄干漆汤(《备急千金要方》)

组成：大黄、干漆、干地黄、桂心、干姜各二两。

功效：治新产后有血，腹中切痛者。

(陈鑫)

地骨皮 生地黄

《备急千金要方·卷第四》赤白带下崩中漏下第三说："治带下方，枸杞根一斤，生地黄五斤。上二味，㕮咀，以酒一斗煮取五升，分为三服。水煮亦得。"

《备急千金要方·卷六下》面药第九说："治面疱，又方，枸杞根一十斤，生地黄三斤。上二味，先捣筛枸杞根，又捣碎地黄，曝干，合筛，空腹酒服方寸匕，日三。久服颜如童子，秘之。"

【单味药效】

《神农本草经·上品》说："枸杞，味苦，寒，无毒。主五内邪气，热中，消渴，周痹。久服坚筋骨，轻身，不老。"《名医别录·上品》说："枸杞，根大寒，子微寒，无毒。主治风湿，下胸胁气，客热头痛，补内伤，大劳、嘘吸，坚筋骨，强阴，利大小肠，久服耐寒暑。"枸杞根，又名地骨皮，味甘性寒，归肺、肝、肾经，长于清虚热、除骨蒸，是治疗阴虚潮热、骨蒸盗汗的上品，常与知母、银柴胡等清虚热药合用。本品性甘寒，入肺经可清肺泄热，入血分可清热凉血，治疗肺热咳嗽，或血热迫血妄行等多种出血症都有很好的疗效。除此之外，本品味甘，清热的同时还能养阴生津，常与天花粉、麦冬、生地黄合用。

生地黄功效见前文（生地黄 生姜）。

【配伍功效】

地骨皮味甘性寒，生地黄亦为甘寒药，都具有养阴生津，清热凉血之功，两药相配伍，不但增强药效，而且地黄具有补肾益气之功，对于肾虚精亏的带下病更有益处，此药对，主要用于治疗阴虚内热型的带下病，滋阴补肾，清热养营。隋代巢元方在《诸病源候论·面疱候》说："面疱者，谓面上有风热气生疱头如米大，亦如穀大，白色者是也。"可以看出面疱为风热邪气上攻于头面皮肤，外发成疱者。地骨皮与生地黄皆味甘寒，可以清热凉血，合用可以增强清热的力量，同时因为味甘，都可以养阴生津，防止清热而损伤津液。

【主治病症】

　　1.主治带下病。

　　2.面疱

【参考用量】

　　治带下病：地骨皮9~15g，生地黄12~30g。

　　治面疱：黄酒调服，地骨皮10~15g，生地黄12~30g。

【临床应用要点】

　　枸杞根又名地骨皮，《本草纲目》中这样介绍："枸杞之滋益不独子……根乃地骨，甘淡而寒，下焦肝肾虚热者宜之，此皆三焦气分之药，所谓热淫于内，泻以甘寒也。"加之地黄也是甘寒之药，所以二者配伍应用时，要注意剂量问题，以防寒凉直中。《本草汇言》云："虚劳火旺而脾胃薄弱，食少泄泻者宜减之。"《本草正》云："假热者勿用。"辨证的时候也要注意这类甘寒药的禁忌证。

【类方荟萃】

1.地骨皮饮子(《太平圣惠方》)

　　组成：地骨皮二两，干地黄一两，人参一两，麦门冬二两，龙骨一两，黄芪一两。

　　功效：治肾中虚热，虽能食，小便数多，渐加瘦弱。

2.加味地骨皮饮(《医宗金鉴》)

　　　组成：生地黄二钱，当归二钱，白芍二钱，川芎八分，牡
　　　　　　丹皮三钱，地骨皮三钱，胡黄连一钱。

　　　功效：治妇女经来内热。

3.治小疔疮肿疼痛方(《苏沈良方》)

　　　组成：枸杞根。

　　　功效：治小疔疮肿疼痛。

（陈鑫）

生地黄　细辛

《备急千金要方·卷第四》赤白带下崩中漏下第三说："生地黄汤，治崩中漏下，日去数升方，生地黄一斤，细辛三两。上二味，㕮咀，以水一斗煮取六升，服七合，久服佳。"

【单味药效】

生地黄功效见前文（生地黄　生姜）。

《神农本草经·上品》说："细辛，味辛，温，无毒。治咳逆，头痛，百节拘挛，风湿痹痛，死肌。"《名医别录·上品》说："细辛，无毒。主温中，下气，破痰，利水道，开胸中，除喉痹，齆鼻风痫，癫疾，下乳结，汗不出，血不行，安五脏，益肝胆，通精气。"细辛味辛性温，归心、肺、肾经，能祛风散寒，通窍止痛，温肺化饮。主要用于治疗风寒感冒、头痛牙痛、鼻塞鼻渊、风湿痹痛、痰饮喘咳。

【配伍功效】

生地黄味甘性寒，补肾的同时又可以清热滋阴，但女子喜温，为防冲任二脉受寒，则配合细辛这味辛温药以制其药性；细辛辛温散寒，祛风除湿，佐以生地黄，两药配伍，寒热并用，治崩止漏。

【主治病症】

主治崩漏。

【参考用量】

生地黄12~30g；细辛1~3g，不宜与藜芦同用。

【临床应用要点】

关于细辛有毒无毒之争论，自古以来就有。在现代中医学者的内心，"细辛用量不过钱"仿佛成了固定思维。但据笔者考证，此说法源自于细辛作为散剂入药，并非指入汤剂。这最早出自南宋·陈承《本草别说》，他是这样说的："细辛非华阴者不得为真。若单用末，不可过一钱。多则气闷塞不通者死，虽死无伤。近年开平狱中尝治此，不可不记。非本有毒，但不识多寡耳。"即单用细辛，或入丸散剂，细辛不可过钱。而纵观仲景方，汤剂细辛大多为2~3两，汉代一两为13.8g，折合成现代剂量为27.6~41.4g。笔者在临床亦亲身试验过，入汤剂的细辛过钱并未有任何不良反应。需要注意一点的是，实验室表明，细辛中有毒的成分是细辛油，打开锅盖熬药的话，会极易挥发于空中，毒性有所减轻。如此说来，细辛入汤剂时，未必不可过钱。所以笔者在临床中经常使用细辛，一般是8~15g左右，嘱咐病人打开锅盖久煎即可。细辛虽有较好的散寒作用，但发汗作用力较弱，所以可配合生地黄来治疗崩漏病，一热一凉，互相制约，清热凉血的同时又防止地黄寒凉伤身。

【类方荟萃】

1.崩漏丸(《摄生秘剖》)

组成：羌活二两，藁本二两，防风二两，官桂三两，白术（炒）三两，当归三两，黄芪（炙）三两，北柴胡三两，人参一两，熟地黄一两，川芎一两，细辛六钱，白芍（炒）五钱，红花五钱，独活三两，附子（炮，去皮脐）二两，甘草（炙）二两，桃仁（去皮尖）一百枚。

功效：治崩漏。

2.芎归胶艾汤(《金匮要略》)

组成：芎䓖二两，阿胶二两，甘草二两，艾叶三两，当归
三两，芍药四两，干地黄四两。

功效：养血止血，调经安胎。治疗妇人冲任虚损，血虚有
寒证。治崩漏下血，月经过多，淋漓不止，产后或
流产损伤冲任，下血不绝；或妊娠胞阻，胎漏下
血，腹中疼痛。

（陈鑫）

龟甲 牡蛎

《备急千金要方·卷第四》赤白带下崩中漏下第三说："治崩中漏下赤白不止，气虚血竭方，龟甲、牡蛎各三两。上二味治下筛，酒服方寸匕，日三。"

【单味药效】

《神农本草经·下品》说："龟甲，味咸，平，有毒。治漏下赤白，破癥瘕，疟症，五痔，阴蚀，湿痹，四肢重弱，小儿囟不合。"《名医别录·上品》说："龟甲，味甘，有毒。主治头疮难燥，女子阴疮及惊恚气，心腹痛不可久立，骨中寒热，伤寒劳复，或肌体寒热欲死，以作汤良。"龟甲味甘、咸，性微寒，归肝、肾、心经，为滋阴益血要药，主补心肾，益大肠，祛瘀血，续筋骨。主要用于治疗久疟、劳复、血痹、湿痹、癥瘕、产难、久痢久泻。

《神农本草经·上品》说："牡蛎，味咸，平。主伤寒寒热，温疟洒洒，惊恚怒气。除拘缓，鼠瘘，女子带下赤白。久服强骨节，杀邪鬼，延年。"《名医别录·上品》说："牡蛎，微寒，无毒。主除留热在关节荣卫、虚热去来不定、烦满、止汗、心痛气结，止渴，除老血，涩大小肠，止大小便，治泄精、喉痹、咳嗽、心胁下痞热。"牡蛎味咸，性微寒，归肝、胆、肾经。牡蛎分为生牡蛎和煅牡蛎，生牡蛎重镇安神，潜阳补阴，软坚散结，主要用于治疗惊悸失眠、眩晕耳鸣、瘰疬痰核、癥瘕痞块；而煅牡蛎收敛固涩，用于自汗盗汗、遗精崩带、胃痛吞酸。需要注意的一点是，无论是生牡蛎还是煅牡蛎，入汤剂时，最好先煎，可析出更多药性。

【配伍功效】

龟甲与牡蛎都味咸，中医认为，咸能入肾，能补肾填精，收敛固涩。两药配伍，增强收敛固涩之药性，合用来治疗肾虚不固的崩漏及带下等妇科疾病。

【主治病症】

　　1.崩漏病。

　　2.带下病。

【参考用量】

　　龟甲9~24g，先煎；牡蛎9~24g，先煎。二药等量。

【临床应用要点】

　　临床应用龟甲需要注意的是，妊娠妇女及病人虚而无热者，要慎用，而且凡使用时须研极细，否则留滞肠胃，能变癥痕。牡蛎这味药，由于味咸入肾，在临床上常用来治疗肾失固涩之证，如女子的崩漏带下，男子的遗精滑泄等，在《药性论》中是这样描述它的："主治女子崩中，止盗汗，除风热，止痛，治温疟。又和杜仲服止盗汗。病人虚而多热，加用地黄、小草。"阐述了牡蛎的药性和用法，又阐述了和其他药同用的功效。牡蛎分为生牡蛎和煅牡蛎两种，前者主要安神，后者主要固涩，所以在治疗女子崩漏带下病时，需要用煅牡蛎。

【类方荟萃】

1.白马骹散(《备急千金要方》)

　　组成：马骹二两，龟甲四两，鳖甲十八铢，牡蛎一两
　　　　　十八铢。

　　功效：治带下。

2.疗崩中去血，日数升方(《广济方》)

　　组成：龙骨(研)六分，赤石脂(研)六分，乌贼鱼骨五
　　　　　两，牡蛎(粉)五两，肉苁蓉五两，龟甲(炙)八

分，芍药八分，续断八分。

功效：治妇人崩中。

3. 芍药散(《删繁方》)

组成：芍药四分，牡蛎(熬)、干地黄、白术、干姜、乌
贼鱼骨、附子(炮)、桂心(研)、黄芪(研)、龙骨
(研)各八分。

功效：疗妇人崩中泄血不断，淋沥连年不绝，黄瘕伤损。

（陈鑫）

桑耳　鹿茸

《备急千金要方·卷第四》赤白带下崩中漏下第三说："治崩中漏下赤白不止，气虚血竭，又方桑耳二两半，鹿茸十八株。上二味，以醋五升渍，炙燥，渍尽为度，治下筛，服方寸匕，日三。"

【单味药效】

《神农本草经·中品》说："桑耳，平，黑者，主女子漏下赤白汁，血病，癥瘕积聚，阴痛，阴阳寒热，无子。"《名医别录·中品》说："桑耳，味甘，有毒。黑者，主治月水不调。其黄熟陈白者，止久泄，益气不饥。"桑耳味甘，性平，归肝、脾二经，不仅可以入药，还常被当作一种食材来用，有凉血止血，活血散结之效，主要用于治疗衄血、尿血、便血、痔血等一切血证，还可以治疗崩漏、带下、喉痹、癥瘕积聚、妇人心下腹痛等。

《神农本草经·中品》说："鹿茸，味甘，温，无毒。主漏下恶血，寒热，惊痫。益气，强志，生齿，不老。"《名医别录·中品》说："鹿茸，味酸，微温，无毒。主治虚劳洒洒如疟，羸瘦，四肢酸疼，腰脊痛，小便利，泄精，溺血，破留血在腹，散石淋痈肿，骨中热疽，养骨，安胎下气，杀鬼精物，不可近阴令痿。"鹿茸味甘、咸，性温，归肾、肝经，善于补肾壮阳，生精益血，补髓健骨，调冲任，托疮毒，是一味名贵药材。主要用于治疗阳痿滑精、宫冷不孕、羸瘦、神疲、畏寒、眩晕、耳鸣耳聋、腰脊冷痛、筋骨痿软、崩漏带下、阴疽不敛等。临床运用鹿茸时需要注意，鹿茸性温热，为了避免阳升风动，或伤阴动血，阴虚阳亢者要慎服。

【配伍功效】

桑耳味甘性平，为补益肝肾之要药，还有凉血止血，活血散结之功；而鹿茸作为补血补气之要药，能壮肾阳，益精血，强筋骨，调冲任，托疮毒等。两药配伍，补肾壮阳，养血补肝，常用于治疗肝肾亏虚，气血两虚之证。

【主治病症】

1.崩漏病。

2.带下病。

【参考用量】

桑耳10~20g，鹿茸1~2g。

【临床应用要点】

鹿茸是大补之品，为血肉有情之品，在《药性论》中这样描述："主补男子腰肾虚冷，脚膝无力，梦交，精溢自出，女人崩中漏血，炙末，空心温酒服方寸匕。又主赤白带下，入散用。"而桑耳，是来自于桑树上寄生的木耳，乃补肝肾强筋骨之要药，亦为药食同源之品。这一药对在临床使用时，需要注意煎服法，原文是用醋来浸泡后，再干燥后过筛，服用，笔者认为用醋的目的一是为了使药性更多的析出，二是醋有收敛固涩之效，对于治崩止漏也有一定功效。

【类方荟萃】

1.寄生散(《圣济总录》)

组成：桑寄生、牡丹皮、鹿茸、桂各等分。

功效：治腰痛。

2.安胎寄生汤(《外台秘要》)

组成：桑寄生、白术各五分，茯苓四分，甘草(炙)十分。

功效：治妊娠流下，或胎不安，或腰腹作痛。

3.寿胎丸(《医学衷中参西录》)

组成：菟丝子四两(炒炖)，桑寄生二两，川续断二两，
真阿胶二两。

功效：补肾，安胎。治肾虚滑胎及妊娠下血，胎动不安，
胎萎不长者。

(陈鑫)

地榆　知母

《备急千金要方·卷第四》赤白带下崩中漏下第三说:"治崩中漏下赤白不止,气虚血竭,又方地榆、知母。上二味,各指大长一尺者,㕮咀,以醋三升东向灶中治极浓,去滓服之。"

【单味药效】

《神农本草经·中品》说:"地榆,味苦,微寒,无毒。治妇人乳痓痛,七伤,带下病,止痛,除恶肉,止汗,治金疮。"《名医别录·下品》说:"地榆,味甘、酸,无毒。止脓血,诸瘘,恶疮,热疮,消酒,除消渴,补绝伤,产后内塞,作金疮膏。"地榆味苦、酸、涩,性微寒,入肝、大肠经,凉血止血,清热解毒。主要用于治吐血衄血、血痢、崩漏、肠风、痔漏、痈肿、湿疹、金疮、烧伤等。还可以治疗各种痢疾,如急性菌痢、红白痢、噤口痢,以及治疗原发性血小板减少性紫癜等。

《神农本草经·中品》说:"知母,味苦,寒,无毒。治消渴,热中。除邪气,肢体浮肿。下水,补不足,益气。"《名医别录·中品》说:"知母,无毒,主治伤寒久疟烦热,胁下邪气,膈中恶及风汗内疸,多服令人泄。"知母,味苦、甘,性寒,归肺、胃、肾经,能清热泻火,生津润燥。主要用于治疗外感热病,如高热烦渴、肺热燥咳、骨蒸潮热、内热消渴、肠燥便秘等。知母能泻肺火而滋肾阴,故不仅能清实热,且可清虚热,故可治疗阴虚发热、虚劳咳嗽及消渴等症。

【配伍功效】

地榆凉血止血,清热解毒;知母清热泻火,生津润燥。两者同为味苦甘寒之品,都可以清热泻火解毒,但知母还有生津润燥之功,故两者配合,治疗热证崩漏导致的气虚血竭之症,疗效颇佳。

【主治病症】

　　1.崩漏病。

　　2.带下病。

【参考用量】

　　地榆9~15g，知母9~12g。

【临床应用要点】

　　关于地榆，清代的黄宫绣在《本草求真》里这样描述："地榆，诸书皆言因其苦寒，则能入于下焦血分除热，俾热悉从下解。又言性沉而涩，凡人症患吐衄、崩中、肠风、血痢等症，得此则能涩血不解。按此不无两歧，讵知其热不除，则血不止，其热既清，则血自安，且其性主收敛，既能清降，又能收涩，则清不虑其过泄，涩亦不虑其过滞，实为解热止血药也。"可知地榆为解热止血要药，以其性沉收涩之功，而专治下焦血热，配合同为甘寒之品的知母，还可以生津润燥，但需要注意的是地榆和知母都是味苦性寒药，两者合用更是增强了清热解毒之功，临床运用上对脾虚便溏者要慎用。

【类方荟萃】

1.延胡索散(《圣济总录》)

　　组成：延胡索、当归（切，焙）、蒲黄（炒）、芎劳、生干地黄（焙）、赤芍药、泽兰、蓬莪术（煨，锉）、天麻、桂枝（去粗皮）、滑石各一两，地榆（醋炒，焙）半两。

　　功效：活血调经。治室女月水不利，骨节酸痛，头面微浮，筋脉拘急，或生丹疹，寒热不时，饮食无味.

2.地榆丸(《普济方》)

  组成：地榆半两，当归半两，阿胶半两，黄连（去须）半

    两，诃子肉半两，木香半两，乌梅肉半两。

  功效：主赤白痢疾。

3.丹参酒(《备急千金要方》)

  组成：丹参、艾叶、地黄、忍冬、地榆各五斤。

  功效：治崩中去血及产后余疾。

（陈鑫）

白茅根　小蓟根

《备急千金要方·卷第四》赤白带下崩中漏下第三说:"治崩中方,白茅根三斤,小蓟根五斤。上二味,㕮咀,以水五斗煎取四斗,稍稍服之。"

【单味药效】

《神农本草经·中品》说:"茅根,味甘,寒,无毒。治劳伤、虚羸,补中益气,除瘀血、血闭、寒热,利小便。"《名医别录·中品》说:"茅根,无毒。主下五淋,除客热在肠胃,止渴,坚筋,妇人崩中,久服利人。"白茅根,味甘性寒,归肺、胃、膀胱经,能凉血止血,清热利尿,主要用于血热吐血、衄血、尿血,热病烦渴、黄疸、热淋涩痛、急性肾炎水肿等,还可治大腹水病,或治阳虚不能化阴,小便不利,或有湿热壅滞,以致小便不利,积成水肿。

《日华子本草·蓟》说:"根,治热毒风并胸膈烦闷,开胃下食,退热,补虚损。"《名医别录·中品》说:"大小蓟根,味甘,温。主养精,保血。"小蓟根性味功效与小蓟类似,味甘、苦,性凉,归肝、心经,能凉血止血,清热消肿,主要用于治疗咯血、吐血、衄血、尿血、血淋、便血、血痢等一切内伤血热证,还可以治疗崩中漏下、外伤出血、痈疽肿毒等。

【配伍功效】

白茅根凉血止血,清热利尿;小蓟凉血止血,清热消肿。二者都是味甘寒凉之药,都可以治疗血热证,可以在凉血解热的同时,通利下焦。两药配伍,可治疗下焦血热证,如崩漏、尿血、便血等。

【主治病症】

主治崩漏。

【参考用量】

白茅根 9～30g（鲜品 30～60g），小蓟 5～10g（鲜品 30～60g）。

【临床应用要点】

关于小蓟是否有清热消肿之功效，自古以来就有争论，《唐本草》中说道："大小蓟皆能破血，但大蓟兼疗痈肿，而小蓟专主血，不能消肿也。"而《本草纲目拾遗》这样描述："清火疏风豁痰，解一切疔疮痈疽肿毒。"《本草求原》说："大蓟、小蓟二味根、叶，俱苦甘气平，能升能降，能破血，又能止血。小蓟则甘平胜，不甚苦，专以退热祛烦，使火清而血归经，是保血在于凉血。"笔者结合临床应用，认为小蓟是具有清热消肿之功的，例如用来治疗肾炎的水肿，或高血压引起的水肿，或肝炎导致的水肿，效果颇佳。

【类方荟萃】

1. 失血奇效丸（《北京市中药成方选集》）

组成：白茅根60g，山药、薄荷、茜草、小蓟、蒲黄、山栀子、黄芩、花蕊石各30g，玄参（去芦）、三七各60g。

功效：清热凉血，除痰止嗽。治咳嗽吐血、呕血咯、痰中带血、崩漏下血。

2. 荷叶丸（《中华人民共和国药典》）

组成：荷叶320g，藕节64g，大蓟48g，小蓟48g，知母64g，黄芩64g，地黄96g，棕榈96g，山栀子64g，白茅根96g，玄参96g，白芍64g，当归32g。

功效：凉血止血。用于咯血、衄血、尿血、便血、崩漏。

3. 蓟根酒（《千金翼方》）

组成：大小蓟根各一斤（切）。

功效：治妇人暴崩中，去血不止。

（陈鑫）

矾石 附子

《备急千金要方·卷四》赤白带下崩中漏下第三说："治女人产后漏下，及痔病下血方，矾石一两，附子一枚。上二味为末，蜜丸如梧子大，空心酒下二丸，日三，稍加至五丸，数日瘥。能百日服之，永断。"

《备急千金要方·卷二十三》五痔第三说："治痔下血及新产漏下方，好矾石一两，附子一两。上二味末之，白蜜丸。酒服二丸如梧子，日三，稍加，不过数口便断。百日服之，终身不发。（《崔氏方》有干姜一两。）"

【单味药效】

《神农本草经·上品》说："礬石，味酸，寒，无毒。主寒热，泄痢，白沃，阴蚀，恶疮，目痛，坚骨齿。炼饵服之，轻身，不老，增年。"《名医别录·上品》说："矾石，无毒。除固热在骨髓，去鼻中息肉。岐伯云：久服伤人骨。"矾石味酸、涩，性寒，入肺、脾、肝、大肠经，外用善于解毒杀虫，收湿止痒，可用于治疗痈肿疮毒，湿疹等症；矾石味涩，能入肝经血分，有收敛止血之效，可用于治疗大便出血，崩漏带下等疾；矾石入大肠经，能止泻止痢，可用于治疗泻痢不止等症；还善祛风痰，可用于治疗风痰壅盛而致的癫痫，精神失常等疾。

《神农本草经·下品》说："附子，味辛，温，有大毒。治风寒，咳逆，邪气，温中，金疮，破癥坚积聚，血瘕，寒湿踒躄，拘挛膝痛不能行步。"《名医别录·下品》说："附子，味甘，大热，有大毒。主治脚疼冷弱，腰脊风寒心腹冷痛，霍乱转筋，下痢赤白，坚肌骨，强阴。又堕胎，为百药长。"附子，味辛、甘，大热，有毒，归心、肾、脾经，乃"回阳救逆第一品药"，上能助心阳，中可温脾阳，下可补肾阳，可治疗久病体虚，阳气衰微，阴寒内盛等阳气欲脱的危急重症；此外本品还可散寒止痛，温补全身，对于风寒湿痹、寒邪或阳虚导致的疼痛不适有很好的止痛效果。

【配伍功效】

矾石酸涩性寒，入肝经血分，能收敛止血，固崩止漏，亦可以用于治疗下利泄泻；附子温中散寒，温脾肾之阳助其固摄经血，亦可以消散体内寒邪引起的积块，故用来治疗寒邪引起的癥瘕积聚，以及瘀血形成的有形肿块。二者相伍，温中散寒，收敛止血，可用于治疗漏下不止，产后崩漏之症以及痔疮出血。

【主治病症】

1.漏下不止。

2.久泻不止。

3.痔疮出血。

【参考用量】

矾石0.6~1.5g；附片3~15g，孕妇慎用；不宜与半夏、瓜蒌、瓜蒌子、瓜蒌皮、天花粉、川贝母、浙贝母、平贝母、伊贝母、湖北贝母、白蔹、白及同用。

【临床应用要点】

附子有大毒，临床上运用时一般先煎久煎，减其毒性。此方煎服法指出，二者入丸散剂，和蜜为丸，空心酒下。蜂蜜有解毒之效，可制附子毒性，又可补中焦之虚；酒温中散寒，助附子以温阳。另外，矾石临床上炮制种类有两种，生用和煅用。清代汪绂《医林纂要》说："生用解毒，煅用生肌却水。"

此指白矾外用，生者解毒杀虫，燥湿止痒；煅者收湿敛疮，止血化腐。一般内服为生用，可止血止泻，祛除风痰。

【类方荟萃】

1.附矾丸(《普济方》)

组成：附子二两(炮，去皮脐)，矾石二两(熬去汁)

功效：治白淫过甚。

2.矾石丸(《金匮悬解》)

组成：矾石三分(烧)，杏仁一分。

功效：治妇人经水闭不利，脏坚癖不止，中有干血，下白物。

3.疗痔方(《千金翼方》)

组成：猬皮一具(熬)，干地黄五两，连翘子、槐子各三两，当归、干姜、附子(炮)、续断、矾石(烧)、黄芪各一两。

功效：主治痔疮。

（陈露　张辉）

卷五　少小婴孺方

葛根汁　淡竹沥

《备急千金要方·卷五上》伤寒第五说："治小儿伤寒方，葛根汁、淡竹沥各六合。上二味相合，二三岁儿分三服，百日儿斟酌服之。不宜生，煮服佳。"

【单味药效】

《神农本草经·中品》说："葛根，味甘，平，无毒。治消渴，身大热，呕吐，诸痹，起阴气，解诸毒。"《名医别录·中品》说："葛根，无毒。主治伤寒中风头痛，解肌发表出汗，开腠理，疗金疮，止痛，胁风痛。生根汁，大寒，治消渴，伤寒壮热。白葛，烧以粉疮，止痛断血。叶，主金疮，止血。花，主消酒。"葛根，味甘、辛，性凉，入肺、胃、脾经，轻扬升散，具有发汗解表，解肌退热之功，可用于治疗发热、头痛、项背强痛之症。葛根又可疏通足太阳膀胱经之经气，使经脉气血运行通畅，可用于治疗高血压之头痛、项强。葛根还能升发清阳，鼓舞脾胃阳气上升而升清止泻，生津止渴，可用于治疗脾虚泄泻、热病津伤口渴、阴津不足、消渴等症。葛根还可发表透疹，用于治疗麻疹初起。葛根还可解酒毒，可用治疗酒毒伤中。

《神农本草经·中品》说："竹叶，味苦，平，无毒。治咳逆上气、溢筋急、恶疡，杀小虫。根，作汤益气，止渴，补虚，下气。汁，治风痓，痹。"《名医别录·中品》说："淡竹叶，味辛，平、大寒。主治胸中痰热、咳逆上气。其沥，大寒，治暴中风、风痹、胸中大热，止烦闷。"淡竹沥味甘，性寒，入心、肺、肝经。淡竹沥性寒滑利，祛痰效力强，可用于治疗痰热喘咳、痰稠难咯之症；其入心、肺、肝经，善于涤痰泄热而开窍定惊，可用于治疗治中风口噤、小儿惊风及阳亢化风之抽搐。

【配伍功效】

葛根轻扬发散，解肌发表退热，使外邪随汗液而出；淡竹沥性寒滑利，祛痰化热，治难咯稠痰。二者相伍，解肌发表，清热化痰，可用于治疗外感风寒、发热无汗、稠痰难咯之症。

【主治病症】

1.外感风寒，发热无汗，稠痰难咯。

2.热病津伤。

【参考用量】

葛根6~10g，淡竹沥30~50mL。

【临床应用要点】

《伤寒论·辨太阳病脉证并治中》葛根汤一方中，煎服法中特提到葛根、麻黄先煎，去白沫，后纳诸药。本方中所用为葛根汁，未强调先煎，但强调服药时药物宜煮服，不宜生服，概因《名医别录·中品》中提到"生根汁，大寒"。并且《名医别录·中品》中云："淡竹叶，其沥，大寒。"二药皆为大寒，生服恐伤及脾阳。因此，临床上运用此方时，务必煮服，切忌生服。

【类方荟萃】

1.深师竹沥汤(《外台秘要》)

　　组成：淡竹沥一斗，防风、葛根各一两，菊花、细辛、芍药、白术、当归、桂心、通草、防己、人参各一两，甘草（炙）、附子（炮）、茯苓、玄参各一两，秦艽、生姜各二两，枫寄生三两。

　　功效：治卒中恶风，噎倒闷，口噤不能语。

2.葛根散(《太平圣惠方》)

　　组成：葛根一两（锉），石膏二两，栀子仁一两，柴胡一两，赤芍药一两，甘草半两（炙微赤，锉），淡竹叶二到七片。

　　功效：治时气，头痛壮热。

3.竹沥汤(《备急千金要方》)

　　组成：竹沥二升，生葛汁一升，生姜汁三合。

　　功效：治风痱四肢不收，心神恍惚，不知人，不能言。

4.竹沥汁(《兵部手集方》)

　　组成：竹沥半大升。

　　功效：治小儿口噤，体热。

（陈露）

牛膝　甘草

　　《备急千金要方·卷五下》痈疽瘰疬第八说："治小儿半身皆红赤，渐渐长引者方，牛膝、甘草。上二味㕮咀，合得五升，以水八升煮三沸，去滓，和伏龙肝末敷之。"

【单味药效】

　　牛膝功效见前文（牛膝　冬葵子）。

　　《神农本草经·上品》说："甘草，甘，平，无毒。治五脏六腑寒热邪气。坚筋骨，长肌肉。倍力，金疮，肿，解毒。"《名医别录·上品》说："甘草，无毒，主温中，下气，烦满，短气，伤脏，咳嗽，止渴，通经脉，利血气，解百药毒。"甘草味甘，性平，归心、肺、脾、胃经。甘草于临床运用广泛，甘能补虚，故能补脾胃不足而益中气，因其性缓，故多为辅药；甘草走心经，亦能补益心气，益气复脉，多用于心气不足者；甘草生用偏凉，长于解毒，故用于多种热毒证；甘草甘润平和，归肺经，能祛痰止咳；其甘缓之性，又善于缓急止痛，如常与白芍配伍，多用于四肢挛急作痛，也能与寒热补泻各类药同用，能缓和药物烈性、毒性，有"国老"之称。

【配伍功效】

　　牛膝酸苦降泻，性善下行，可使火热之邪趋下；甘草生性偏凉，长于解毒，可使火热之毒得解。二者相合，可引热毒向下，由小便而出，以达到清热泻火、解毒的目的。

【主治病症】

　　1.中下焦火热炽盛。

　　2.上身火热，烦躁不安。

【参考用量】

外用，牛膝10~15g，生甘草3~12g。

【临床应用要点】

临床上所用牛膝多为酒蒸牛膝和生牛膝，清代汪昂《本草备要》说："牛膝，酒蒸益肝肾，强筋骨，治腰膝骨痛，足痿筋挛，阳痿矢溺，久疟，下痢，伤中少气；生用散恶血，破癥结，治心腹诸痛，淋痛尿血，经闭难产，喉痹齿痛，痈疽恶疮。"由此可见，欲下行则生用，滋补则用酒蒸，因而笔者认为，本外敷方中所用为生牛膝。又因牛膝有活血功用，善引血下行，故孕妇禁用，临床应多加注意。甘草为临床常用中药之一，炮制方法多种多样，如炒法、炙法、醋制、姜汁炒等。其中生甘草泻火，蜜炙健脾调胃，半炒和中补脾，本方中所用甘草应是生甘草，取其泻火解毒之效。

【类方荟萃】

1.七圣散(《太平惠民和剂局方》)

组成：续断、独活、防风、杜仲、牛膝(酒浸一宿)、甘草各等分。

功效：治风湿流注经络间，肢节缓纵不随；或脚膝疼痛，不能步履。

2.还肾汤(《辨证录》)

组成：熟地黄三两，甘草一钱，官桂五分，牛膝五钱。

功效：治中暑热之气，徒泄其暑热，暑散而肾火不能下归，两足冰冷，上身火热，烦躁不安，饮水即吐。

(陈露)

大青　黄连

《备急千金要方·卷五下》小儿杂病第九说："治小儿口疮，不得吮乳方，大青十八铢，黄连十二铢。上二味㕮咀，以水三升煮取一升二合，一服一合，日再夜一。"

【单味药效】

《名医别录·中品》说："大青，味苦，大寒，无毒。主治时气头痛，大热，口疮。"《新修本草·卷第八》说："大青，味苦，大寒，无毒。主疗时气头痛，大热，口疮。疗伤寒方多用此，《本经》又无。除时行热毒为良。"大青，其味苦性寒，入心、胃二经。大青苦寒，善解瘟疫时毒，有解毒清热凉血之效，可治温毒上攻，发热头痛，咽喉肿痛。又因其入心胃二经，善清心胃二经实火，心开窍于舌，脾胃开窍于口，大青又可泻心胃实火，消口疮。

《神农本草经·上品》说："黄连，味苦，寒。主热气，目痛，眦伤，泣出，明目，肠澼，腹痛，下利，妇人阴中肿痛。久服，令人不忘。"《名医别录·中品》说："黄连，微寒，无毒。主治五脏冷热、久下泄、脓血，止消渴、大惊，除水，利骨，调胃肠，益胆，治口疮。"黄连味苦，性寒。归心、肝、胆、脾、胃、大肠经，有清热燥湿的功效，故可用于肠胃湿热所致的腹泻、痢疾、呕吐等症。古时也有单用本品治上述诸症的，若病情较重，或有其他兼症者，则多配入复方。如与木香同用，即香连丸，可调气行滞而除里急后重；若治痢疾、泄泻而身热者，常配伍葛根、黄芩等，如葛根芩连汤。黄连亦可泻火解毒，用于热病，热盛火炽、壮热、烦躁，甚至神昏谵语等症。本品以泻心经实火见长，多与黄芩、栀子等配伍，如黄连解毒汤。黄连还适用于心火亢盛、烦躁不眠及迫血妄行所致的吐血、衄血等症。常与黄芩、白芍、阿胶等配伍，如黄连阿胶汤。此外，外科的痈肿疮毒、疔毒内攻、耳目肿痛诸症，亦可用本品以泻火解毒，常配伍黄芩、栀子、连翘等药，如《外科正宗》的黄连解毒汤。

【配伍功效】

心开窍于舌，脾胃开窍于口，大青苦寒，善清心胃之火；黄连善消中上焦之热。两药相合，清心火，除胃热，可用于治疗口舌生疮。

【主治病症】

1.口舌生疮。

2.中焦热盛，上蒸头面，头面生疮。

【参考用量】

二药比例为 3∶2，大青 3~9g，黄连 2~6g。

【临床应用要点】

大青，清代严西亭在《得配本草》说："脾胃虚寒者禁用。"清代徐大椿在《医略六书》说："无实热者忌。"因大青苦寒，临床治疗时，脾胃虚寒者慎用大青，以免伤及脾胃之阳。无实热时也慎用，恐泄热太过伤及自身阳气。黄连在明代缪希雍的《神农本草经疏》中有记载："凡病人血少气虚，脾胃薄弱，血不足，以致惊悸不眠，而兼烦热燥渴及产后不眠，血虚发热，泄泻腹痛；小儿痘疮阳虚作泄，行浆后泄泻；老人脾胃虚寒作泄；阴虚人天明溏泄，病名肾泄；真阴不足，内热烦躁诸证，法咸忌之，犯之使人危殆。"黄连大苦大寒，苦能燥湿伤阴津，寒则伤脾阳。久泻之人已伤津液，若用黄连实是大忌。本已伤津血者、真阴不足及脾胃虚寒者也应慎用，且其久服易伤及脾胃阳气，故应中病即止。

【类方荟萃】

1.黄连汤(《圣济总录》)

　　组成：黄连一两，大黄(锉，炒)三两，大青三分，黄芩(去黑心)三分，甘草(炙，锉)三分。

　　功效：治伤寒后口舌生疮。

2.黄连汤(《太平圣惠方》)

　　组成：黄连二两(去须)，甘草二两，苦参五两，柳枝并叶一握。

　　功效：治小儿头面身体生疮，出黄脓水。

3.大青汤(《圣济总录》)

　　组成：大青二两，秦艽(去苗土)一两，犀角(镑)半两，山栀子仁半两，甘草(炙，锉)半两，黄连(去须)半两。

　　功效：治阳毒伤寒，烦躁不解，或下利危困。

（陈露）

吴茱萸根白皮 桃白皮

《备急千金要方·卷五下》小儿杂病第九说："治小儿羸瘦，有蛔虫，又方，东引吴茱萸根白皮四两，桃白皮三两。上二味㕮咀，以酒一升二合渍一宿，渐与服，取瘥。"

【单味药效】

《神农本草经·中品》说："吴茱萸……根，温，杀三虫。"《名医别录·中品》说："吴茱萸……根白皮，杀蛲虫，治喉痹咳逆，止泄注，食不消，女子经产余血，疗白癣。"吴茱萸根可杀三虫，其白皮又主杀蛲虫，还可治喉痹咳逆，消经产余血，疗白癣。

《名医别录·下品》说："桃核……其茎白皮，味苦、辛，无毒，除邪鬼，中恶，腹痛，去胃中热。"《本草蒙筌·卷之七》说："桃核仁，味苦、甘，气平。苦重于甘，阴中阳也……树白皮蟨生齿间。"桃白皮味苦、辛，入胃经。苦能燥能泄，辛能散能行，故可泄胃中热，除中恶，亦可行气活血止痛，治腹痛。

【配伍功效】

东引吴茱萸根白皮杀蛲虫；桃白皮味辛，可行气活血止痛，治腹痛。二者相合，可治小儿羸瘦有蛔虫。

【主治病症】

主治蛔虫证。

【参考用量】

东引吴茱萸根白皮8~20g，桃白皮6~15g。

【临床应用要点】

此二药在现代中药制剂中无炮制品，临床使用多有不便，故不多运用。

【类方荟萃】

1. 橘皮桃仁丸(《鸡峰普济方》)

　　组成：雷丸一两，狼牙刺一两，陈橘皮一两，贯众一两，桃仁一两，芜荑一两，青葙子一两，蜀漆一两，桃白皮一两，吴茱萸根一两，白僵蚕三至七个，乱发灰三分。

　　功效：治劳热伤心，有长虫长一尺，贯周心为病，令人心痛。

2. 治小儿蛲虫方(《婴孺》)

　　组成：茱萸根，拣南行者拇指大(刮去黑皮，用白皮)，桃白皮四两。

　　功效：治小儿蛲虫。

3. 苦参汤(《太平圣惠方》)

　　组成：苦参一两，桃白皮三分，槐白皮三分。

　　功效：治疳，上唇内生疮如粟，口中懊涩，面色枯白，好睡体重，虫蚀五脏。

（陈露）

雷丸 川芎

《备急千金要方·卷五下》小儿杂病第九说："治小儿三虫方，雷丸、芎劳。上二味各等分为末，服一钱匕，日二。"

【单味药效】

《神农本草经·下品》说："雷丸，味苦，寒，有小毒。主杀三虫，逐毒气，胃中热，利丈夫，不利女子。作膏摩，除小儿百病。"《名医别录·下品》说："雷丸，味咸，微寒，有小毒。逐邪气，恶风，汗出，除皮中热结，积聚蛊毒，白虫、寸白自出不止。久服令人阴痿。"雷丸味苦，性寒，入胃、大肠经。雷丸主杀三虫，对多种寄生虫有驱杀作用，如绦虫、蛔虫、蛲虫等，尤以驱杀绦虫最佳。因其主入阳明胃经、大肠经，还可以消积导滞，可用于治疗小儿疳积。

《神农本草经·中品》说："芎劳，味辛，温，无毒。治中风入脑，头痛，寒痹，筋挛缓急，金创，妇人血闭，无子。"《名医别录·中品》说："芎劳，无毒。主除脑中冷动，面上游风去来，目泪出，多涕唾，忽忽如醉，诸寒冷气，心腹坚痛，中恶，卒急肿痛，胁风痛，温中内寒。"川芎味辛，性温，入肝、胆、心包经。辛者能散能行，温者能温能通，辛温则能散寒除痹，温经止痛，行气活血化瘀，故川芎可治疗血瘀气滞、胸痹心痛、跌扑肿痛、癥瘕腹痛、风湿痹阻、肢节疼痛，还可治疗女子月经不调、经闭痛经。《本草汇言》称其能"下调经水，中开郁结，上行头目"，为血中气药。川芎还长于祛风止痛，为治头痛之要药。

【配伍功效】

雷丸苦寒，主杀三虫，善杀虫消积；川芎辛温，活血祛瘀，行气通滞，温经止痛。二药相合，常用于治疗小儿虫积腹痛。

【主治病症】

主治小儿虫积腹痛。

【参考用量】

雷丸15~21g，不宜入煎剂，一般研粉服，一次5~7g，饭后用温开水调服，一日2~3次，连服3天；川芎5~7g。二药等量取用。

【临床应用要点】

雷丸不宜入煎剂，多研成粉，水调服或入散服。明代李梴在《医学入门》说："久服伤阴，男女同。"《名医别录》说："久服令人阴痿，赤者杀人。"故雷丸不得久服，久服伤阴。川芎辛温升散，凡阴虚火旺、舌红口干者慎用。明代缪希雍在《神农本草经疏》说："凡病人上盛下虚，虚火上炎，呕吐咳嗽，自汗、易汗、盗汗，咽干口燥，发热作渴烦躁，法并忌之。"除此之外，明代刘文泰在《本草品汇精要》说："久服则走散真气。"因此，临床治疗时，川芎亦不得久服，久服散气。

【类方荟萃】

1.雷丸散（《杨氏家藏方》）

组成：雷丸、使君子（炮，去壳）、鹤虱、榧子肉、槟榔各等分。

功效：消疳杀虫，治绦虫、囊虫病。

2.雷丸散(《太平圣惠方》)

组成：雷丸一两，贯众一两，狼牙一两，当归（锉，微炒）一两，槟榔一两，陈橘皮（汤浸，去白瓤，焙）一两，桂心一两，鹤虱一两。

功效：治诸虫心痛不可忍。

3.雷丸散(《证类本草》)

组成：雷丸不拘多少（水浸软，去皮，切，焙干）。

功效：治寸白虫。

（陈露）

车前草 小麦

《备急千金要方·卷五下》小儿杂病第九说:"治小儿小便不通方,车前草(切)一升,小麦一升。上二味,以水二升煮取一升二合,去滓,煮粥服,日三四。"

【单味药效】

《证类本草·卷六》说:"车前子,味甘、咸,寒,无毒……叶及根,味甘,寒。主金疮,止血,衄鼻,瘀血,血瘕,下血,小便赤,止烦,下气,除小虫。"《新修本草·卷六》说:"车前子……人家及路旁甚多,其叶捣取汁服,疗泄精甚验。"车前草为车前或平车前的干燥全草,味甘性寒,归肝、肾、肺、小肠经,功用与车前子相似,可利水通淋并能清热,为治水肿、淋病所常用。若湿热下注,热结膀胱而致小便淋沥涩痛者,可与木通、栀子、滑石等清利湿热的药物同用,如八正散。车前草能利水湿,分清浊而止泻,可用于暑湿泄泻,亦即利小便以实大便,故以治湿盛引起的水泻为宜。可单用本品研末,米饮送服,或与白术、茯苓、泽泻等同用。此药还具有清肺化痰的作用,常与清肺化痰止咳药同用,治疗肺热咳嗽痰多。此外,车前草还能凉血解毒,治疗吐血衄血、痈肿疮毒。

《名医别录·中品》说:"小麦,味甘,微寒,无毒。主除热,止燥渴、咽干,利小便,养肝气,止漏血、唾血。以作曲,温,消谷,止痢。以作面,温,不能消热,止烦。"《新修本草·卷十九》说:"小麦汤用,不许皮坼,云坼则温,明面不能消热止烦也。"小麦味甘,微寒,主入心经。小麦能养心除烦,可用于治疗妇人脏躁、心神不宁、烦躁失眠等症。《名医别录》认为小麦亦可利小便。

【配伍功效】

肺为水之上源，车前草入肺经，开水道，利尿通淋；小麦入心经，清心除烦，亦能利小便。二者相合，通水之上下源，治小便不通。

【主治病症】

1.小便不通。

2.湿热淋证。

【参考用量】

车前草10~30g，小麦50~100g。

【临床应用要点】

临床应用时应遵循古法煎煮，熬药后去滓，以药汤煮粥，一日服药三到四次，如此效果更佳。明代李时珍在《本草纲目》说："小麦畏汉椒、萝菔。"临床使用小麦时需多加注意。车前草为临床常用利尿通淋药物，是药食同源之品。清代张璐在《本草逢源》说："若虚滑精气不固者禁用。"因其性寒，恐伤肾阳，致虚滑泄精更甚。

【类方荟萃】

1.车前草汤(《鸡峰普济方》)

组成：车前草叶。

功效：治热淋及小便不通，血淋急痛，沙石淋。

2.车前散(《太平圣惠方》)

组成：车前草(切)半升，小麦三合。

功效：小儿小便不通，脐腹急痛。

（陈露）

木通　细辛

《备急千金要方·卷五下》小儿杂病第九说："治小儿鼻塞，生息肉方，通草、细辛各一两。上二味捣末，取药如豆，着绵缠头，内鼻中，日二。"

【单味药效】

通草功效见前文（石钟乳　木通）。

细辛功效见前文（生地黄　细辛）。

【配伍功效】

木通辛散通窍，通利九窍，治齆鼻，息肉；细辛辛散温通，芳香透达，散风邪，通鼻窍。二者相合，通鼻窍，祛息肉，治小儿鼻塞，息肉。

【主治病症】

1.鼻塞不通，息肉。

2.风湿痹痛。

【参考用量】

外用，木通3~6g，细辛3~6g，等量取用。

【临床应用要点】

本方为外用，木通与细辛等量为末，用棉棒或棉团蘸取如豆大小，塞鼻中，可治疗鼻塞、鼻息肉等。细辛的应用要点前已说明，此处不再赘述。

【类方荟萃】

1.通草散（《备急千金要方》）

组成：通草、细辛、附子各等分。研为细末，绵裹少许，纳鼻中。

功效：治鼻齆，气息不通，不闻香息。

2.治鼻塞，脑冷，清涕出方(《备急千金要方》)

　　组成：通草、辛夷各半两，细辛、甘遂（一作甘草）、桂心、芎䓖、附子各一两。末之，蜜丸，绵裹纳鼻中。

　　功效：治鼻塞，脑冷，清涕出。

3.治鼻塞窒，香膏方(《备急千金要方》)

　　组成：白芷、芎䓖、通草各十八铢，当归、细辛、熏草、辛夷各三十铢，猪肪一升。

　　功效：纳鼻中，治鼻塞窒。

（陈露）

生姜 牛乳

《备急千金要方·卷五下》小儿杂病第九说："治小儿哕方。生姜汁、牛乳各五合。上二味煎取五合，分为二服。"

【单味药效】

生姜功效见前文（生地黄 生姜）。

《名医别录·上品》说："牛乳，微寒。补虚羸，止渴，下气。"《新修本草·兽禽部》说："牛乳，性平，生饮令人痢，热饮令口干，微似温也。"牛乳味甘，性平、微寒，入心、肺、胃经，甘缓滋补，入中焦，滋后天之本而补虚羸，可治大病不足，万病虚劳，还可和胃降逆，可治翻胃、呕吐、干哕。另外牛乳还能除烦止渴，治消渴，除心脾中热。

【配伍功效】

生姜温中降逆，和胃止呕，降胃气而平哕；牛乳甘补，安中焦，和胃降气止哕。二者相合，共奏和胃降逆之功，治小儿哕。

【主治病症】

主治小儿呕哕。

【参考用量】

生姜10~30g，牛乳50~100mL。

【临床应用要点】

缪希雍在《神农本草经疏》说："生姜久服损阴伤目，阴虚内热，阴虚咳嗽吐血，表虚有热汗出，自汗盗汗，脏毒下血，因热呕恶，火热腹痛，法韭忌之。"故阴虚内热者慎用生姜。缪希雍在《神农本草经疏》说："牛乳性能利窍，骤食使人遗精。"牛乳味甘，滋补力强，易碍中焦运化，中焦痰湿积饮者慎用，怕滋腻碍胃，又生痰湿。二者皆为药食同源之品，服之口感良好。

【类方荟萃】

1.韭汁牛乳饮（《医方考》）

组成：韭汁、牛乳各等分。

功效：治胃脘有死血，干燥枯槁，食下作痛，反胃便秘。

2.韭汁牛乳饮（《温热经解》）

组成：韭菜汁一小杯，鲜牛乳六两，藕汁一杯，姜汁十滴，梨汁一杯，莱菔汁一杯。

功效：治胃中有瘀，噎膈反胃。

3.韭汁牛乳饮（《丹溪心法》）

组成：牛乳一盏，韭菜汁二两。

功效：治反胃。

（陈露）

卷六　七窍病方

地肤子　生地黄

《备急千金要方·卷六上》目病第一说："补肝散，治男子五劳七伤，明目方，地肤子一斗（阴干末之），生地黄十斤（捣取汁）。上二味，以地黄汁和散，曝干，更为末，以酒服方寸匕，日二服。"

【单味药效】

《神农本草经·上品》说："地肤子，味苦，寒，无毒。治膀胱热，利小便，补中，益精气。久服耳目聪明，轻身，耐老。"《名医别录·上品》说："地肤子，无毒。主去皮肤中热气，散恶疮疝瘕，强阴。久服使人润泽。又，地肤子，捣绞取汁，主赤白痢；洗目祛热暗，雀盲、涩痛。苗灰，主痢亦善。"地肤子味辛、苦，性寒，入肾、膀胱经，其苦寒降泄，能够清利湿热而通淋，可用于膀胱湿热之小便不利、淋沥涩痛之症。地肤子还能清除皮肤湿热与风邪而止痒，治疗风疹、湿疹、皮肤瘙痒。另外，地肤子还可补中，益精气，久服使耳聪目明，体健耐老。其汁液洗目还可祛目发热且暗，可治雀盲、目涩痛。

生地黄功效见前文（生地黄　生姜）。

【配伍功效】

地肤子补中，益精气，久服使耳聪目明，汁液洗目可祛目热暗，可治雀盲；肝开窍于目，生地黄入肝经，补肝血，明目。二者相合，补肝肾，益精气，明目。

【主治病症】

1.肝阴虚证之目暗昏。

2.阴虚血亏证。

【参考用量】

地肤子 9~15g；生地黄 10~15g，大剂可至 30~60g。

【临床应用要点】

《备急千金要方·卷第十二胆腑》吐血第六中，用生地黄清营血分之热。《伤寒论·辨太阳病脉证并治下》炙甘草汤中，重用生地黄一斤来滋阴养血，故生地黄滋补效力强，能入肝肾经，可补肝益肾。生地黄性虽寒，较熟地则犹宣通而不泥膈，养阴生津效力更强，但脾胃虚寒者也不可多用，恐伤及脾阳。在临床上为清热凉血，养阴生津常用之品。地肤子，清代汪昂在《本草备要》说："恶螵蛸。"另外，因其苦寒，脾胃虚寒者不宜多服久服。

【类方荟萃】

1.地肤子汁(《僧深集方》)

　　组成：地肤子捣汁。

　　功效：治目痛及眯忽中伤，因有热眼者。

2.生地黄汤(《医宗金鉴》)

　　组成：生地黄、赤芍药、川芎、当归、天花粉、甘草。

　　功效：治初生儿脾经有热，眼闭不能开。

3.地黄煎(《太平圣惠方》)

　　组成：生地黄汁一斗，生姜汁一升，酥一升，蜜一升，杏仁一升。

　　功效：长肌肉，填骨髓，主五劳七伤。

（陈露）

地肤子　决明子

《备急千金要方·卷六上》目病第一说:"治雀盲方,地肤子五两,决明子一升。上二味末之,以米饮汁和丸,食后服二十丸至三十丸,日二,尽即更合,瘥止。"

【单味药效】

地肤子功效见前文(地肤子　生地黄)。

《神农本草经·上品》说:"决明子,味咸,平,无毒。治青盲,目淫肤,赤白膜,眼赤痛,泪出。久服益精光,轻身。"《名医别录·中品》说:"决明子,味苦、甘,微寒,无毒。主治唇口青。"决明子味甘、咸、苦,微寒,入肝、大肠经,肝开窍于目,故决明子功善清肝明目,可用于治疗肝火上炎之目赤肿痛、羞明多泪,还能清泄肝火,平抑肝阳,用于治疗肝阳上亢之头痛眩晕。还可与滋补肝肾之药配伍治疗肝肾阴亏的视物昏花、目暗不明。

【配伍功效】

地肤子补中,益精气,久服使耳聪目明,其汁液洗目还可治目热且暗、雀盲、目涩痛;决明子入肝经,久服益精光,与滋补肝肾之药配伍治疗肝肾阴亏的视物昏花、目暗不明。二者合用补肝明目,治雀盲。

【主治病症】

1.雀盲。

2.青盲内障。

【参考用量】

地肤子9~15g,决明子9~15g。

【临床应用要点】

决明子可清肝泻火，消目赤肿痛，也可滋肝补肾治雀盲，在治雀盲时，还可搭配女贞子、枸杞子、生地黄等补肝肾之药同用，增强明目效果。但其味苦通泄，质润滑利，入大肠经，能够润肠通便，素体气虚便溏者不宜使用。《名医别录》言地肤子捣取汁洗目可消雀盲，说明其外用敷眼亦有良效。临床治疗雀盲眼疾时，可内服加外用，增强治疗效果。

【类方荟萃】

1.地肤子丸（《太平圣惠方·卷三十》）

　　组成：地肤子半两，川大黄一两（锉碎，微炒），柏子仁三分，蕤仁半两（去皮），决明子三分，甜瓜子半两，青葙子半两，白蒺藜三分（微炒，去刺），茺蔚子半两，蓝子三分，菟丝子一两（酒浸三日，晒干，别捣为末），黄连三分（去须），细辛三分，桂心三分，萤火虫三分。

　　功效：治虚劳眼痛，泪多不明。

2.地肤子丸（《太平圣惠方·卷三十三》）

　　组成：地肤子三分，蓝子一分，白蒺藜三分（微炒，去刺），车前子半两，甜瓜子半两，茺蔚子一分，青葙子三分，细辛半两，萤火虫一分（微炒，去翅足），决明子三分，黄连三分（去顶），覆盆子三分，生干地黄一两，菟丝子三分（酒浸三日，晒干，别捣为末）。

　　功效：补肝明目，能令远视，主眼目昏暗。

3.地肤子丸(《圣济总录·卷一〇八》)

组成：地肤子三分，草决明(微炒)三分，沙参三分，秦
皮(去粗皮)三分，人参(三分)，甘菊花(三分)，
羚羊角屑(三分)，枳壳(去瓤，麸炒)半两，大黄
(锉，炒令香)一两。

功效：治时气病后，眼忽失明。

4.地肤子丸(《圣济总录·卷三十二》)

组成：地肤子一两，决明子一两，沙参一两，羚羊角屑一
两，秦皮一两，菊花一两，枳壳(去瓤，麸炒)一
两，大黄(锉，炒)一两。

功效：伤寒热病后，眼目诸疾。

(陈露)

柴胡　决明子

《备急千金要方·卷六上》目病第一说："治眼暗，又方，柴胡六铢，决明子十八铢。上二味治下筛，人乳汁和，敷目，可夜书见五色。"

【单味药效】

《神农本草经·上品》说："柴胡，味苦，平，无毒。治心腹，去肠胃中结气，饮食积聚，寒热邪气，推陈致新。久服轻身，明目，益精。"《名医别录·上品》说："柴胡，微寒，无毒。主除伤寒，心下烦热，诸痰热结实，胸中邪逆，五脏间游气，大肠停积水胀，及湿痹拘挛，亦可作浴汤。"柴胡味苦、辛，性微寒，主入肝、胆、肺经。柴胡辛散苦泄，微寒退热，善于祛邪解表退热和疏散少阳半表半里之邪，是治疗少阳寒热往来、胸胁苦满、口苦咽干、头晕目眩的要药，也可治疟疾往来寒热以及外感发热等症。柴胡辛行苦泄，性善调达肝气，疏肝解郁。用于肝气郁结所引起的胸胁胀痛、耳聋耳鸣，以及月经不调、乳房胀痛等症。肝开窍于目，柴胡入肝经，《神农本草经》言其久服可明目、益精，可用于治疗肝肾不足之眼疾。

决明子功效见前文（地肤子　决明子）。

【配伍功效】

柴胡入肝经，善疏利肝气，久服能明目，益精；决明子入肝经，久服益精光，与滋补肝肾之药配伍治疗肝肾阴亏的视物昏花、目暗不明。二药相合，可治肝肾不足所致之眼暗。

【主治病症】

1.眼暗。

2.目赤肿痛。

【参考用量】

柴胡3~5g，决明子9~15g，二药比例为1∶3。

【临床应用要点】

柴胡生用可疏散热邪，升举阳气；醋用可引药入肝经，疏肝解郁；酒炙亦可以升举阳气。柴胡其性升散，故阴虚阳亢、肝风内动、气机上逆者应慎用。此方中为柴胡与决明子为末，以人乳和之外敷，也可以用牛羊乳和之。若不慎入眼则须及时用纯净水或生理盐水冲洗，忌揉。

【类方荟萃】

1.柴胡汤（《圣济总录·卷一〇四》）

　　组成：柴胡一两，升麻一两半，车前子一两，决明子（微炒）一两，栀子仁一两，黄芩（去黑心）一两，黄连（去须）一两，甘草一两，防风（去叉）一两，羚羊角（镑）一两，马牙硝一两。

　　功效：治肝虚风热上冲，目暗赤痛。

2.柴胡汤（《圣济总录·卷一〇九》）

　　组成：柴胡（去苗）一两半，大黄（锉，炒）一两半，决明子（炒）一两，泽泻一两，升麻一两，芍药一两，白茯苓（去黑皮）一两，枳壳（去瓤，麸炒）一两，栀子仁一两，黄芩（去黑心）一两，黄连（去须）一两，细辛（去苗叶）一两，杏仁（汤浸，去皮尖双仁）一两，甘草（炙，锉）二两。

　　功效：治眼赤息肉，生翳膜，漠不见物。

（陈露）

瓜蒂 细辛

《备急千金要方·卷六上》鼻病第二说："治齆鼻，有息肉，不闻香臭方，瓜丁、细辛。上二味各等分末之，以绵裹如豆大许，塞鼻中，须臾即通。"

【单味药效】

瓜丁即瓜蒂，《神农本草经·中品》说："瓜蒂，味苦，寒，有毒。治大水，身面四肢浮肿，下水，杀蛊毒，咳逆上气及食诸果不消，病在胸腹中，皆吐下之。"《名医别录·下品》说："瓜蒂，有毒。去鼻中息肉，治黄疸。"瓜蒂味苦性寒，有毒，归胃、胆经，属涌吐之品，可通过催吐祛除壅塞之痰饮、积食、毒物，用于治疗风痰、宿食停滞，食物中毒；此外，本品还能利湿退黄，治疗湿热黄疸，如《金匮要略》所载的一物瓜蒂汤，可治疗诸黄。

细辛功效见前文（生地黄 细辛）。

【配伍功效】

瓜蒂味苦涌泄，能除痰湿，利湿退黄，可治湿蒙清窍所致的鼻塞不通、不闻香臭；细辛芳香透达，善通鼻窍，可治鼻塞、鼻渊。二者相合，治疗齆鼻，有息肉，不闻香臭。

【主治病症】

主治齆鼻，有息肉，不闻香臭。

【参考用量】

外用，瓜蒂1~3g，细辛1~3g，等量研磨塞鼻中。

【临床应用要点】

瓜蒂除治疗鼻塞不通之外，还可研磨吹鼻治疗黄疸，待鼻中出黄水即可停药,内服亦须中病即止,不可过量。细辛临床应用要点已在前文述及,不再赘述。

【类方荟萃】

1.黄白散(《医方大成》)

　　组成:雄黄、白矾、细辛、瓜丁各等分。上为细末,搐于鼻中。

　　功效:治鼻䶫、息肉、鼻痔。

2.细辛散(《普济方》)

　　组成:细辛研末吹鼻。

　　功效:治鼻塞不通。

3.细辛膏(《三因极一病证方论》)

　　组成:细辛、川椒、干姜、川芎、吴茱萸、附子(去皮脐)各三分,皂角(屑)半两,桂心一两,猪脂六两。

　　功效:塞鼻,治鼻塞脑冷,清涕出不已。

(陈露)

升麻 黄连

《备急千金要方·卷六上》口病第三说："治口热生疮方，升麻三十铢，黄连十八铢（《古今录验》用黄柏）。上二味末之，绵裹含，咽汁，亦可去之。"

【单味药效】

《神农本草经·上品》说："升麻，味甘、苦，平，无毒。主解百毒，杀百精、老物、殃鬼，辟温疫、瘴气、邪气、毒蛊。久服不夭。"《名医别录·上品》说："升麻，味苦，微寒，无毒。主解毒入口皆吐出，中恶腹痛，时气毒疠，头痛寒热，风肿诸毒，喉痛口疮。久服轻身长年。"升麻味辛、微甘，性微寒，入肺、脾、胃、大肠经，性能升散，有发表退热之功，可治疗风热感冒，温病初起。并以清热解毒功效见长，是清热解毒之良药，可用于治疗热毒证所致的多种疾病，尤善清阳明之火，可治胃火上炎导致的牙龈肿痛、口舌生疮等症。

黄连功效见前文（大青 黄连）。

【配伍功效】

升麻是清热解毒之良药，尤善清阳明之火，可治胃火上炎引起口热生疮之症；黄连善清胃之实火，可用于胃火炽盛的口热生疮等症。二者相合，清泻胃火，治胃火炽盛之口热生疮。

【主治病症】

1.口热生疮。

2.牙龈肿痛。

【参考用量】

升麻5~10g，黄连3~6g，二药比例为5∶3。

【临床应用要点】

升麻其性升散，阴虚火旺、虚阳上亢者慎用，可发表透疹，治麻疹初起，透发不畅，若是麻疹已发者则禁用。临床上，升麻生用可清热解毒，炙用可升阳举陷，本方中宜生用。黄连应用要点已在前文述及，不再赘述。

【类方荟萃】

1.升麻清胃散(《症因脉治》)

　　组成：升麻、生地黄、黄连、牡丹皮、栀子、当归、大黄。

　　功效：治内伤牙龋，右关脉洪数，肠胃积热者。

2.滴眼汤(《伤寒总病论》)

　　组成：秦皮半两，升麻半两，黄连半两。

　　功效：治内障不见物，由病后不慎酒、面、炙煿、五辛所致者。

（陈露）

石膏 蜂蜜

《备急千金要方·卷六上》口病第三说:"治口干,除热下气方,石膏五合(碎),蜜二升。上二味,以水三升煮石膏,取二升,内蜜煮取二升,去滓,含如枣核大,咽汁尽,更含之。"

《备急千金要方·卷第十》伤寒杂治第一说:"治热病,口中苦,下气除热,喉中鸣,煎方,石膏半升,蜜一升。上二味,以水三升煮石膏,取二升,乃内蜜,复煎取如饧,含如枣核,尽复合之,大良。"

【单味药效】

《神农本草经·中品》说:"石膏,味辛,微寒,无毒。治中风寒热,心下逆气惊喘,口干,舌焦,不能息,腹中坚痛,除邪鬼,产乳,金创。"《名医别录·中品》说:"石膏,味甘,大寒,无毒。主除时气,头痛,身热,三焦大热,皮肤热,肠胃中膈热,解肌,发汗,止消渴,烦逆,腹胀,暴气喘息,咽热,亦可作浴汤。"石膏味辛、甘,性大寒,主入肺、胃经。石膏性味辛甘大寒,甘寒能清泻火热,除烦止渴,又因其入肺、胃经,故能够清泻肺胃之火,为清泄肺胃二经气分实热之要药,可治胃热上蒸、耗伤津液之消渴口干,以及胃火亢盛之胃火牙痛、头痛,也可治肺热气喘诸症,与竹叶、麦冬等养阴益气之药配伍还可治疗热病后期气阴两伤之证。

《神农本草经·上品》说:"石蜜,味甘,平。主心腹邪气,诸惊、痫、痉,安五脏诸不足,益气补中,止痛,解毒,除众病,和百药。久服强志,轻身,不饥,不老。"《名医别录·上品》说:"石蜜,微温,无毒。主养脾气,除心烦,食饮不下,止肠澼，肌中疼痛，口疮，明耳目。久服延年神仙。"石蜜即现代所说蜂蜜。蜂蜜味甘，性平，主入肺、脾、大肠经，甘温质润，滋补力强，可养阴润肺，健脾补中，适用于脾气虚弱、营养不良患者。甘还能缓急止痛，因此蜂蜜单用可治疗脘腹挛急疼痛，与白芍、甘草等配伍止痛效果更加。蜂蜜还可除心烦，下气，治食饮不下。其性平和，可调和诸药，还可制乌头类药物毒性。

【配伍功效】

石膏辛甘大寒，清泻肺胃之火，除烦止渴，可治胃热上蒸，耗伤津液之消渴口干；蜂蜜味甘性平，养阴健脾，除烦下气。二者相合，可除热下气，生津止渴，治口干，可于清热的同时固护肺阴。

【主治病症】

1.口干、消渴。

2.肺热病证。

【参考用量】

石膏15~30g，先煎；蜂蜜15~30g。

【临床应用特点】

《伤寒论·辨太阳病脉证并治下》中，医圣张仲景用白虎汤治疗热结在里，里热壅盛之证，方中重用石膏一斤来清热泻火，说明石膏清热泻火效果显著。临床上运用石膏清热泻火的功效时，多生用，打碎先煎。用于治疗胃火亢盛所引起的疾病时，还可配合知母、牛膝、生地黄等同用。蜂蜜味甘，有助湿满中之弊，又能滑肠，若是湿阻中满、湿热痰滞、便溏泄泻者应慎用。

　　同时应注意，蜂蜜作为药食同源之物，临床应用广泛。在张仲景所著的《伤寒杂病论》中，共有28首方中用到蜂蜜，有的单用，有的与其他药物相配伍，有的作为辅料，其中主要的两种使用方法为和蜜为丸与以蜜为溶剂煎药。蜜丸中的蜂蜜起着"调和百药"的功效，同时可分段溶解吸收，使药力能缓和而持续地发挥治疗作用，仲景常在缓攻、慢补、久效等情况下，取蜜制丸；与药同煎可佐制他药燥烈之性，固护阴液，润泽途径，补益脾胃，对于乌头、附子之类大热大毒之品，与蜜同煎还可起到解毒作用。

【类方荟萃】

石膏蜜煎(《集验方》)

　　组成：石膏半斤(碎)，蜜一升。

　　功效：治天行热病，口苦，下气除热，喉中鸣。

（陈露）

麦冬 大枣

《备急千金要方·卷六上》口病第三说:"治虚劳口干方,麦门冬二两(末),大枣三十枚肉。上二味,以蜜一升和令熟,五升米下蒸之,任性服。"

【单味药效】

《神农本草经·上品》说:"麦门冬,味甘,平,无毒。主心腹结气,伤中,伤饱,胃络脉绝,羸瘦,短气。久服轻身,不老不饥。"《名医别录·上品》说:"麦门冬,微寒,无毒。主治身重目黄,心下支满,虚劳、客热,口干、燥渴,止呕吐,愈痿蹷,强阴,益精,消谷调中,保神,定肺气,安五脏,令人肥健,美颜色,有子。"麦冬味甘、微苦,性微寒,无毒,主入心、肺、胃经。麦冬入心经,能养心阴,清心热,可用于治疗心阴虚有热之心烦少寐;麦冬甘寒养阴,入肺经,善于养肺阴,清肺热,可治疗阴虚肺燥之口干咳嗽、干咳少痰、喉痹咽痛,也可治肺肾阴虚之虚劳咳嗽,口干;麦冬入胃经,长于清胃热,益胃生津,可用于胃阴虚有热之口干舌燥,也可治胃阴不足、内热消渴引起的口渴咽干。

《神农本草经·上品》说:"大枣,味甘,平,无毒。治心腹邪气,安中养脾,助十二经,平胃气,通九窍,补少气,少津液,身中不足,大惊,四肢重,和百药。久服轻身,长年。叶,覆麻黄能令出汗。"《名医别录·上品》说:"大枣,无毒。补中益气,强力,除烦闷,治心下悬、肠澼,久服不饥神仙……三岁陈核中仁,燔之,味苦,主治腹痛,邪气。生枣,味甘、辛,多食令人多寒热,羸瘦者,不可食。"大枣味甘性温，主入脾、胃、心经，能够补脾益气，与黄芪、党参、白术等健脾益气之药同用可以治疗脾气虚弱，倦怠乏力；还可以补津液，治疗胃阴虚，津液不足之口干口渴；还能养心血，安心神，除烦闷，治心阴不足，常与浮小麦、甘草配伍治疗妇人脏躁、心中烦乱。

【配伍功效】

麦冬甘寒，长于清胃热，益胃生津；大枣味甘，善于健脾胃，补津液。二者相合，滋阴清热，补津液，治疗虚劳口干。

【主治病症】

1.虚劳口干。

2.胃阴虚证。

3.肺痿。

【参考用量】

麦冬10~15g，大枣10~30g。

【临床应用特点】

《金匮要略·肺痿肺痈咳嗽上气病脉证治第七》中用麦门冬汤治疗肺胃津液受损、虚火上炎所致的肺痿。方中重用麦冬七升，取其滋阴润肺、清降虚火的功效，用大枣、人参、甘草、粳米等药益气养胃，生津润燥。由此可见，麦冬滋阴及清肺胃热效果不凡，大枣亦有益气养胃、生津润燥之功，临床上可多加用之清热益胃生津。但麦冬微寒，凡脾胃虚寒泄泻，胃有痰饮湿浊及暴感风寒咳嗽者应慎用。大枣在明代李梴《医学入门》中有此描述："心下痞，中满呕吐者忌之。多食动风，脾反受病。"大枣本为补益中焦之药，但湿阻中焦不易克化。因此，凡有湿痰、积滞者，均不相宜。

【类方荟萃】

1.栝楼根汤(《妇人良方》)

　　组成：栝楼根四两，麦门冬三两，人参三两，生干地黄二
　　　　　两，甘草二两，土瓜根五两，大枣二十枚。

　　功效：治产后血渴。

2.经效散(《医略六书》)

　　组成：人参一两半，黄芪三两(饴糖炙)，厚朴六钱，茯
　　　　　苓一两半，龙骨三两(煅)，麦冬三两(去心，糯粉
　　　　　炒)，生姜七片，大枣十枚。

　　功效：治产后气虚下陷，痢久发渴，挟滞气而小腹作痛，
　　　　　寒热不止。

　　　　　　　　　　　　　　　　　　　　　　　　　　(陈露)

桂心 甘草

《备急千金要方·卷六上》口病第三说："治口中臭方，桂心（《古今录验》用细辛）、甘草各等分。上二味末之，临卧以三指撮酒服，二十日香。"

【单味药效】

桂心功效见前文（桂心 伏龙肝）。

甘草功效见前文（牛膝 甘草）。

【配伍功效】

桂心味辛、甘，性大热，可温脾阳，助运水，行水湿痰饮之邪；甘草味甘性平，可补脾胃，益中气，有培土利水之功。二药相合，温阳化饮，培土利水，可治疗中焦水湿阻滞之口臭。

【主治病症】

1.口臭。

2.湿阻中焦。

3.水肿。

【参考用量】

桂心6~15g，孕妇慎用，不宜与赤石脂同用；甘草3~6g，不宜与海藻、京大戟、红大戟、甘遂、芫花同用。

【临床应用特点】

临床常用剂型有汤剂、散剂、丸剂、膏剂等多种，不同剂型，特点不同。本方服药方法特殊，"临卧以三指撮酒服"，即研末作散剂，加酒送服。李东垣说："散者，散也，去急病用之。"散剂制备简单，吸收较快，节省药材，便于携带服用，性质稳定，临床制剂时可多加考虑。另外，本方以酒送服，因酒无经不达，能引经药，势尤捷速，通行一身之表，高中下皆可至也，故取其引药上行之效，使药物作用于上部，促进疗效。

【类方荟萃】

1.口疮汤(《外台秘要》)

　　组成：细辛、甘草、桂心各三两。

　　功效：治口疮。

2.攻寒汤(《普济方》)

　　组成：高良姜一两，桂心一两，甘草三两。

　　功效：复阳气，逐寒邪，辟瘴疫。

（陈露）

蜀椒　桂心

《备急千金要方·卷六上》口病第三说："治口中臭，又方，蜀椒、桂心各等分。上二味末之，酒服三指撮。"

【单味药效】

《神农本草经·下品》说："蜀椒，味辛，温，有毒。治邪气，咳逆，温中，逐骨节，皮肤死肌，寒湿痹痛，下气。"《名医别录·下品》说："蜀椒，大热，有毒。主除五脏六腑寒冷，伤寒，温疟，大风，汗不出，心腹留饮、宿食，止肠澼、下利，泄精，女子字乳余疾，散风邪，瘕结，水肿，黄疸，鬼疰，蛊毒，杀虫、鱼毒。"蜀椒又名花椒，其味辛，性温，入脾、胃、肾经，善于温中燥湿，散寒止痛，可暖胃燥湿消食，用于治疗消化不良、恶心呕吐、脾胃虚寒、脘腹冷痛及夏伤湿冷、泄泻不止。蜀椒还可下入命门，善补命门之火，治冷气上逆。另外，蜀椒还有驱蛔杀虫之功，可用于治疗虫积腹痛、烦闷吐蛔。其外用还有杀虫止痒之效，可治疗湿疹、皮肤瘙痒等证。现代药理研究其不仅可杀灭蛔虫，还对一些细菌和真菌具有抑制作用。

桂心功效见前文（桂心　伏龙肝）。

【配伍功效】

蜀椒辛温，暖胃燥湿，消宿食；桂心辛甘大热，温中益气，消停痰水饮。二者相合，暖中益气，消食化饮，治疗中焦寒食积滞之口臭。

【主治病症】

1. 口臭。

2.中焦虚寒证。

【参考用量】

二药等量。蜀椒1~5g；桂心1~5g，孕妇慎用，不宜与赤石脂同用。

【临床应用特点】

蜀椒，《名医别录》说："多食令人乏气。口闭者，杀人。"因其性辛温，辛能散能行，过服易伤气，故不得多食，孕妇也不宜多食，容易动火堕胎。桂心应用要点已在前文述及，不再赘述。

【类方荟萃】

1.丁香丸(《圣济总录》)

组成：丁香半两，甘草三两，细辛、桂心各一两半。

功效：治口气臭秽，常服含。

2.温中汤(《奇效良方》)

组成：当归(切，焙)、白术各二两，人参、附子(炮裂，去皮脐)、干姜(炮)、甘草(炙)、蜀椒(去目，炮出汗)、桂心各一两。

功效：治风邪所伤，肌瘦泄汗，寒中泣出。

3.五噎丸(《备急千金要方》)

组成：干姜、蜀椒、食茱萸、桂心、人参各五分，细辛、白术、茯苓、附子各四分，橘皮六分。

功效：治胸中久寒，呕逆，逆气，食饮不下，结气不消。

(陈露)

矾石　桂心

《备急千金要方·卷六上》舌病第四说："治舌强不得语方，矾石、桂心。上二味等分，末之，安舌下，立瘥。"

【单味药效】

矾石功效见前文（矾石　附子）。

桂心功效见前文（桂心　伏龙肝）。

【配伍功效】

矾石生品入药，善祛风痰；桂心温经通脉。二药相合，祛风痰，通经络，可治风痰中络所致舌强不能语。

【主治病症】

1.舌强不得语。

2.虚劳遗精。

【参考用量】

矾石0.6~1.5g；桂心1~5g，孕妇慎用，不宜与赤石脂同用。

【临床应用特点】

矾石生用可以祛风痰，此方中所治舌强不能语，应用生矾石，用其祛风痰。《普济本事方》中，矾石配伍郁金称为白金丸，用其治癫狂因忧郁而得，痰涎阻塞包络心窍者。《圣济总录》白矾散中，矾石配伍生姜治疗初中风失音不语，昏冒不知人。

【类方荟萃】

桂矾敷方(《太平圣惠方》)

组成：桂心一分，白矾半两。上为末，每用少许，干敷舌下，一日三次。

功效：主治小儿重舌及口中生疮、涎出。

（陈露）

生地黄　独活

《备急千金要方·卷六下》齿病第六说："治齿根动痛方，生地黄、独活各三两。上二味㕮咀，以酒一升渍一宿，以含之。"

【单味药效】

生地黄功效见前文（生地黄　生姜）。

独活功效见前文（独活　当归）。

【配伍功效】

生地黄甘寒，功善养阴清热，泄伏热；独活辛苦，长于发散郁热。二者相合，滋阴清热，凉血泻火，可治火热上炎之齿根动痛。

【主治病症】

1.齿根动痛。

2.风火牙痛。

【参考用量】

生地黄10~15g，大剂可至30~60g；独活6~10g。

【临床应用特点】

生地黄甘寒质润，清热凉血之力稍逊于鲜地黄，但养阴生津之效更强，滋腻性较鲜地黄强。《备急千金要方·卷第十二胆腑》吐血第六中，就用生地黄清营血分之热。在临床上，生地黄为清热凉血，养阴生津常用之品，单用清热凉血效果也非常显著。其与赤芍、牡丹皮等配伍时，还可治温病入血分，身热、发斑、吐衄不止；与玄参、麦冬、丹参、竹叶、黄连等配伍可清营凉血；与当归、牡丹皮、黄连、升麻配伍能消胃火牙痛。平时治疗中可灵活配伍，增强疗效。清代张璐《本经逢原》说："气血虚而遍身痛及阴虚下体痿弱者禁用。一切虚风类中，咸非独活所宜。"独活辛苦，性微温，辛散走窜，易动气伤血，阴虚血燥者慎服。除了能够发散郁热外，独活还善祛风除痹，临床常用此来治疗寒湿痹证、风中经络。

【类方荟萃】

1. 大秦艽汤(《奇效良方》)

组成：秦艽一钱半，石膏一钱半，甘草一钱，川芎一钱，当归一钱，羌活一钱，独活一钱，防风一钱，黄芩一钱，白芍药一钱，白芷一钱，白术一钱，生地黄一钱，熟地黄一钱，白茯苓一钱，细辛半钱。

功效：治中风外无六经之形证，内无便溺之阻隔，为血弱不能养于筋，故手足不能运化，舌强不能言，宜养血而筋自荣。

2. 崔氏疗牙疼方(《外台秘要》)

组成：乌头、独活、郁李根白皮各一两。

功效：治牙疼。

（陈露）

细辛 甘草

《备急千金要方·卷六下》齿病第六说:"治齿龈间津液血出不止,又方,细辛二两,甘草一两。上二味㕮咀,以醋二升煎取一升,日夜旋含之。"

【单味药效】

细辛功效见前文(生地黄 细辛)。

甘草功效见前文(牛膝 甘草)。

【配伍功效】

细辛气温而烈,发散外感风寒,散寒除热;生甘草偏凉,长于解毒,用于多种热毒证。二者相合,祛风散寒,清热解毒,可治疗外感风寒,郁而化热所致齿龈间津液血出不止及口疮。

【主治病症】

1.齿龈间津液血出不止。

2.口疮。

【参考用量】

细辛2~6g,不宜与藜芦同用;生甘草1~3g,不宜与海藻、京大戟、红大戟、甘遂、芫花同用。二药比例为2∶1。

【临床应用特点】

本方煎煮方法及用法特殊,"以醋二升煎取一升,日夜旋含之",不似寻常用水煮,而是用醋。醋,味酸收敛,性温,入肝、胃经,可散瘀,止血。《本草拾遗》言其:"破血运,除癥决坚积,消食,杀恶毒,破结气,心中酸水痰饮。"在此方中,用醋应是取其止血之效。"日夜旋含之"是使药物持久作用于出血部位，加快止血。临床应用时，可根据患者方便与否，调整用药时间，灵活变通。

【类方荟萃】

1.口疮汤(《外台秘要》)

组成：细辛、甘草、桂心各三两。

功效：治口疮。

2.二草散(《普济方》)

组成：甘草一分，龙胆草一分，当归一分，细辛一分。

功效：治小儿疳眼，眼睛疼，赤眼肿痛。

（陈露）

生地黄　桂心

《备急千金要方·卷六下》齿病第六说："治齿龈痛不可食生果方，生地黄、桂心。上二味合嚼之，令味相得，咽之。"

【单味药效】

生地黄功效见前文（生地黄　生姜）。

桂心功效见前文（桂心　伏龙肝）。

【配伍功效】

生地黄甘寒，功善滋肾阴，降虚火，泄伏热；桂心温煦肾阳，引火归元，阳中求阴。二者相合，滋肾阴，降虚火，治肾虚之齿龈痛。

【主治病症】

主治齿龈痛，不可食生果。

【参考用量】

生地黄10~15g，大剂可至30~60g；桂心6~15g，孕妇慎用，不宜与赤石脂同用。

【临床应用特点】

生地黄甘寒质润，为清热凉血，养阴生津常用之品。青蒿鳖甲汤中，用青蒿、鳖甲、知母配伍生地黄滋阴，清虚热；《普济方》地黄汤用生地黄配伍青蒿治疗热劳咳嗽，四肢无力，不能饮食；此外，生地黄还可配伍玄参、麦冬，滋阴润燥，治阳明温病，无上焦证，数日不大便，其人阴素虚，不可用承气者。

【类方荟萃】

制火汤(《辨证录》)

  组成：熟地二两，生地一两，玄参五钱，肉桂三分，骨碎
    补一钱，车前子二钱。

  功效：主治肾火上冲，牙齿疼痛，至夜而甚，呻吟不卧。

（陈露）

桂心　杏仁

《备急千金要方·卷六下》喉病第七说:"治哑塞咳嗽方,桂心六铢,杏仁十八铢。上二味末之,以蜜丸如杏仁大。含之,细细咽汁,日夜勿绝。"

《备急千金要方·卷第十六》噎塞第六说:"治气噎不通,不得食,又方,杏仁、桂心各三两。上二味末之,蜜丸如枣大,稍稍咽之,临食先含弥佳。"

【单味药效】

桂心功效见前文(桂心　伏龙肝)。

《神农本草经·下品》说:"杏核仁,味甘,温,有毒。治咳逆上气,肠中雷鸣,喉痹,下气,产乳,金创,寒心,奔豚。"《名医别录·下品》说:"杏核,味苦,冷利,有毒。主治惊痫,心下烦热,风气去来,时行头痛,解肌,消心下急,杀狗毒……其两仁者杀人,可以毒狗。"杏仁,又名苦杏仁,味苦,性微温,有小毒,入肺、大肠二经。苦能降泻下气,温能宣通,故可下气治咳逆上气,又能宣肺平喘止嗽。此外,其宣肺通调水道之功,还可治湿温初起及暑温夹湿之湿重于热者。又因其为果仁,质润多油,有润肠通便的功效,用于治疗肠燥便秘等症。

【配伍功效】

桂心辛甘大热,引火下行,主治上气咳逆;杏仁宣肺止咳,降逆气,平喘。两药相合,可用于治疗外感邪气所致哑塞咳嗽。同时杏仁最重要的作用正因其苦味而得——"下气";桂心因其"引火归元"之性,亦可将在上之气引而下行。两药相伍,噎气得下,可复进食。

【主治病症】

1. 哑塞咳嗽。

2. 咳嗽，声不出。

3. 气噎不通，不能进食

【参考用量】

桂心 6~15g，孕妇慎用，不宜与赤石脂同用；杏仁5~10g，生品入煎剂后下，不宜过量，以免中毒。桂心与杏仁比例，治哑塞咳嗽为1∶3，治气噎不通、不得食为1∶1。

【临床应用要点】

桂心是樟科植物肉桂的树皮，去外粗层及内薄层后，剩下中心部分为桂心，现今紫油桂为较好的肉桂品种，即"用紫色厚者，去上粗皮并内薄皮，取中心味辛者用"。杏仁性温，易伤阴津，阴虚咳嗽者慎用杏仁。《伤寒论》麻杏甘石汤中，用杏仁降气平喘，配伍麻黄、石膏、甘草治疗肺热壅盛、喘息不止。《圣济总录》双仁丸，用桃仁配伍杏仁治疗上气喘急。另外，《肘后备急方》中桂心、杏仁配伍陈皮，治气嗽不问多少时者。

另外，治疗气噎不通时，此药对服法为将杏仁、桂心捣药和蜜成丸，缓缓吞咽，使药物与咽喉充分接触，使药效充分发挥。若在进食之前服用，疗效更显。临床中，食管癌病人出现的最典型症状即是进行性咽下困难，此症正与"气噎不通，不得食"相符，若临床遇之且属寒证患者，或可一试。

【类方荟萃】

1. 桂心汤（《圣济总录》）

　　组成：桂心（去粗皮）二两半，麻黄（去节，煮，掠去沫，焙）半两，甘草（炙）一两，款冬花（焙）一两，杏仁（汤退去皮尖双仁，麸炒）一两。

功效：治肺中寒，咳唾喘息。

2. 桂心散（《太平圣惠方》）

组成：桂心三分，诃黎勒皮三分，干姜三分（炮裂，锉），人参半两（去芦头），赤茯苓半两，甘草一分（炙微赤，锉），杏仁三分（汤浸，去皮尖双仁，麸炒微黄）。

功效：治咳嗽声不出。

3. 桂杏丸（《圣济总录》）

组成：桂心（去粗皮）半两，杏仁（去皮尖双仁，麸炒）一两半。

功效：治咳嗽，语声不出。

4. 橘皮丸（《肘后备急方》）

组成：陈皮、桂心、杏仁各等分。

功效：治气嗽，不问多少时者。

5. 无名方（《本草拾遗》）

组成：苦杏仁去皮熬令赤，和桂末，研如泥，绵裹如指大，含之。

功效：利喉咽，祛喉痹。治痰唾咳嗽，喉中热结生疮。

（陈露）

杏仁 鸡子白

《备急千金要方·卷六下》面药第九说："治人面黯黑，肤色粗陋，皮厚状丑方。杏仁末之、鸡子白。上二味相和，夜涂面，明旦以米泔洗之。"

【单味药效】

杏仁功效见前文（桂心 杏仁）。

《神农本草经·中品》说："鸡子，微寒，主除热，火疮，痫，痉。"鸡子白是药食同源之品，从古至今应用广泛，在《神农本草经》上鸡子主要是以外用为主，治疗因热邪导致的火疮。陶弘景在《本草经集注·上品》说："卵白，微寒，治目热赤痛，除心下伏热，止烦满，咳逆，小儿下泄，妇人产难，胞衣不出。醋渍之一宿，治黄疸，破大烦热。"黄元御在《长沙药解·卷三》说："鸡子白味甘，气腥，微寒，入手太阴肺经。疗咽喉之肿痛，发声音之喑哑。"经过后世的经验累积，鸡子的应用分为了鸡子白与鸡子黄，鸡子白味甘、微寒，入肺经，除了可外用治疗火疮还可内服治疗咽喉肿痛、声音嘶哑等疾病。

【配伍功效】

杏仁可以疗疮且其中富含丰富油脂，可消炎镇痛，滋润肌肤；鸡子白外用可以清热消疮。两药相合可增加消疮之力，并且滋养濡润皮肤，改善肤质粗糙，具有美白功效。

【主治病症】

主治皮肤色黑、粗糙、增厚。

【参考用量】

外用，杏仁10~15g，鸡子白20~30g。

【临床应用要点】

鸡子为药食同源之物，从马王堆出土的帛书《养生方》至张仲景博采众方所著的《伤寒杂病论》中都有"鸡子"的出现，如苦酒汤、黄连阿胶汤、排脓散等，并且将鸡子黄与鸡子白分开来用。鸡子的用法也多种多样，有生用、熟用、半熟用等，如排脓散"以药散与鸡黄相等，揉和令相得"即为生用，黄连阿胶汤"小冷，内鸡子黄，搅令相得"即为半熟用等。在此药对中，杏仁与鸡子白为生用外涂，杏仁磨为末与鸡子白混合敷于脸上，停留一夜，第二天洗净，可改善皮肤状态。

【类方荟萃】

1.垂柳汤(《太平圣惠方》)

组成：倒垂柳二斤（锉），白矾二两（生），杏仁三两。

功效：皮肤风热，生疮痦瘟，或痒痛。

2.肥皂方(《鲁府禁方》)

组成：角子糯肥皂一斤十二两（去核），真排草一两五钱（如铁线者佳），绿升麻四两，白及五钱，楮实子二两半，白芷五钱，砂仁（带壳）五钱，糯米半升（另研），绿豆五钱（另研），天花粉五钱，白丁香二钱半，杏仁一两五钱（去皮，研如泥），猪胰子五个（另研），甘菊花五钱，红枣肉（去皮核）一两五钱，零陵香五钱，大片脑三钱，藿香三钱，广木香三两，宫粉一两半，梅桂七钱，南桂花一两半。

功效：祛垢，润肌，驻颜。治疗粉刺、花斑、雀子斑及面上黑黵、皮肤燥痒。

(代爽)

白蔹　白石脂

《备急千金要方·卷六下》面药第九说："治粉滓黵方。白蔹十二铢，白石脂六铢。上二味捣筛，以鸡子白和，夜卧涂面，旦用井花水洗。"

【单味药效】

《神农本草经·下品》说："白蔹，味苦，平，无毒。治痈肿，疽疮。散结气，止痛，除热，目中赤，小儿惊痫，温疟，女子阴中肿痛。"《名医别录·下品》说："白蔹，味甘，无毒。主下赤白，杀火毒。（代赭为之使，反乌头。）"白蔹味苦清泄，归心、胃经，可清热解毒，敛疮生肌，消痈散结，消肿止痛，是治疗多种皮肤病的常用药，如痈疽发背、疔疮、瘰疬等，并且白蔹单味药研末外敷还常用于治疗烧烫伤。现代研究表明本品对多种细菌具有抑制作用，所含多种多酚化合物具有抗肝毒素作用及抗脂质过氧化活性。

《神农本草经·上品》说："白石脂，味甘，平，无毒。主养肺气，骨补髓，排痈、疽、疮、痔。久服不饥，轻身，长年。"《名医别录·上品》说："白石脂，味甘、酸，平，无毒。主养肺气，厚肠，补骨髓，治五脏惊悸不足，心下烦，止腹痛，下水，小肠澼热溏，便脓血，女子崩中漏下，赤白沃，排痈疽疮痔。久服安心，不饥，轻身长年。（得厚朴并米汁饮，止便脓。燕屎为之使，恶松脂，畏黄芩。）"白石脂味甘、酸、涩，性平，归大肠、胃经，功善涩肠止泻，收敛止血，生肌敛疮，可用于治疗久泻久痢、大便出血、崩漏等，外用可收湿生肌敛疮，对溃疡久溃不敛，疮口脓水浸淫有很好的疗效。如可与煅龙骨、血竭等药研末同用，掺于疮口，治疗久溃不敛；与五倍子、枯矾等研末外敷，治疗湿疮脓水浸淫。

【配伍功效】

白蔹与白石脂外用可治疗多种皮肤创伤及皮肤病。白蔹味苦可在清热解毒的同时敛疮生肌；白石脂外用可收湿生肌敛疮，且其色白，主补肺脏，肺主皮毛，肺气充则皮肤光滑健康，有利于皮肤病好转。两药相伍常用于治疗粉滓䵟及多种疮口不愈、溃疡日久的皮肤病。

【主治病症】

主治皮肤粉滓黑痣。

【参考用量】

外用，白蔹6~10g，白石脂3~5g，二药比例为2：1。

【临床应用要点】

古代本草书籍记载了五种石脂，依其颜色而命名为青、赤、黄、白、黑五色石脂。据查五色石脂在止泻、止血等功效上差别不大，但除此之外还各有所长，可依颜色随补五脏，现在临床常用的主要是赤石脂与白石脂。《名医别录》谓："赤石脂，养心气，明目益精，疗腹痛肠澼，下痢赤白，小便利，及痈疽疮痔，女子崩中漏下，产难胎衣不出。"《本草逢源》说："赤石脂功专止血固下……白石脂敛肺气。"临床应用应注意区别。

【类方荟萃】

1.八白丸(《医统》)

组成：白芷、白及、白蔹、白附子、白僵蚕、白蒺藜、白丁香、白薇、草乌、杏仁(泡，去皮尖)、甘松、藁本、山楂、豆粉、鹰条、猪牙皂角各一两，儿茶、轻粉各三钱，樟脑五钱，密陀僧五钱，猪胰三两(去膜)，肥皂(水煮干，去里外筋皮)。

功效：令人面色好，治一切黑白斑点，诸般疮疹。

2.白附丹(《医方类聚》)

组成：白附子二两，白及、白蔹、白茯苓、密陀僧（研）、
白石脂（研）、定粉（研）各等分。

功效：主治男子妇人，面生黑斑点。

3.白蔹贴(《医心方》)

组成：大黄三分，黄芩三分，白蔹三分，芍药二分，赤石
脂一分。

功效：主治卒痈肿。

（代爽）

卷七　风毒脚气方

吴茱萸　木瓜

《备急千金要方·卷第七》汤液第二说："茱萸汤，治脚气入腹，困闷欲死，腹胀方，吴茱萸六升，木瓜两颗（切）。上二味，以水一斗三升煮取三升，分三服，相去如人行十里久进一服。或吐，或汗，或利，或大热闷，即瘥，此起死人方。"

【单味药效】

《神农本草经·中品》说："吴茱萸，味辛，温，有小毒。主温中，下气，止痛、咳逆、寒热，除湿、血痹，逐风邪，开腠理。"《名医别录·中品》说："大热，有小毒。主祛痰冷，腹内绞痛，诸冷、实不消，中恶，心腹痛，逆气，利五脏。"吴茱萸味辛、苦，性热，有小毒，归肝、脾、胃、肾经，主入肝经，功能散寒止痛，又可解肝经郁滞，用于治疗脘腹冷痛、寒疝腹痛、头痛、虚寒泄泻等肝经虚寒证。吴茱萸可散寒燥湿，可用于治疗脚气疼痛属寒湿者。又可疏肝下气，止呕逆，用于治疗呕吐吞酸。胃寒者，可配伍生姜、半夏；肝郁化火者，可以黄连为主药，配伍少量吴茱萸，即左金丸，共奏辛开苦降之效。此外，此药研末醋调敷足心，可以引火下行，治疗口舌生疮。

《名医别录·中品》说："木瓜实，味酸，温，无毒。主治湿痹邪气，霍乱，大吐下，转筋不止。"清代陈士铎《本草新编》中提到："木瓜，味酸，气温，无毒。入手太阴、足厥阴之经。气脱能固，气滞能和。平胃以滋脾，益肺而祛湿，助谷气，调荣卫，除霍乱，止转筋，祛脚气，禁水利。"木瓜味酸，性温，归肝、脾经，功善舒筋活络，和胃化湿。本品味酸入肝经，肝在体合筋，故可祛湿舒筋，治疗因湿痹引起的筋脉拘挛酸重疼痛，还可与吴茱萸、槟榔、紫苏等合用治疗风湿导致的脚气肿痛。此外因为本品有化湿和胃之功，还可治疗湿阻中焦导致的吐泻转筋。

【配伍功效】

吴茱萸辛热助阳，散寒止痛，是治疗因寒气郁滞而出现疼痛不适的常用药物；木瓜主入肝脾经，功善祛湿舒筋，和胃止痛，可治疗湿邪侵袭中焦或四肢肌肉导致的疾病。两药相伍，有祛除寒湿积聚，止痛和胃之效。

【主治病症】

1. 脚气病。

2. 腹胀。

【参考用量】

吴茱萸2~5g，木瓜6~9g。

【临床应用要点】

药房所提供的吴茱萸乃是制吴茱萸，是用甘草煎汤浸泡后干燥的，可有效降低其毒性。吴茱萸有小毒主要是因为其中含有多种生物碱，可兴奋中枢神经，大量服用或使用未经炮制的生品可致强烈的腹痛、腹泻、视力模糊、错觉、胸闷、头疼、眩晕或猩红热样药疹等。《中华人民共和国药典》参考用量为煎服2~5g，临床应用需注意用量与不良反应，笔者临床体会到制吴茱萸可以从5~9g开始，逐渐加量，一般用9~12g，未见明显不良反应。此外本品辛热苦燥，易损伤气阴，因此阴虚有热者使用应当权衡得当。

【类方荟萃】

1.木瓜散(《太平圣惠方》)

组成：木瓜二两(干者)，槟榔二两，人参一两(去芦头)，赤茯苓一两，桑根白皮一两(锉)，羚羊角屑一两，吴茱萸半两(汤浸七遍，焙干，微炒)，木通一两(锉)，紫苏茎叶一两。

功效：湿脚气，攻心闷乱，或时肿满喘急。

2.大腹饮(《圣济总录》)

组成：大腹(并子，锉)十枚，杏仁(汤浸，去皮尖双仁)二两，木瓜(切，焙)二两，生姜(切片)二两，桑根白皮(锉)二两，吴茱萸(汤洗，再焙干，炒)二分，黑豆五升。

功效：脚气初觉，风毒攻作，脚膝虚肿，筋骨疼痛；或痹不知痛痒；或气喘烦闷。

3.二豆汤(《太平圣惠方》)

组成：黑豆五升，赤小豆三升，吴茱萸一升，盐三大合。

功效：脚气肿满。

(代爽　何庆勇)

常山　甘草

《备急千金要方·卷第七》汤液第二说："若寒热日再三发，可服此恒山甘草汤方。恒山三两，甘草一两半。上二味吹咀，以水四升煮取一升半，分三服，相去五里一服。"

【单味药效】

《神农本草经·下品》说："恒山，味苦，寒，有毒。主伤寒寒热，热发温疟，鬼毒，胸中痰结，吐逆。"《名医别录·下品》说："恒山，味辛，微寒，有毒。主治鬼蛊往来，水胀，洒洒恶寒，鼠瘘。"恒山，又名常山，味苦辛，性寒，有毒，归肺、肝、心经。本品辛苦发散，其性上行，可因势利导，以催吐消除胸中停聚之痰饮，治疗胸闷痞塞，胀闷不舒，欲吐而不能等症状；常山还是治疟之要药，善于祛除痰邪而截疟，单用本品酒浸或煎服即可有较好的疗效。

甘草功效见前文（牛膝　甘草）。

【配伍功效】

常山消胸中痰邪而治疟，为治疟常用药，虽然单用尚可有效，但与甘草同用可减弱其毒副作用，并且甘草可清热解毒，同时还能补益因疟而导致的中焦亏损，气血不足，两药合用，增强治疟之功。

【主治病症】

主治疟疾。

【参考用量】

常山5~9g，有催吐副作用，用量不宜过大，孕妇慎用；甘草3~5g，不宜与海藻、京大戟、红大戟、甘遂、芫花同用。

二药比例为2：1。

【临床应用要点】

临床应用甘草主要有生甘草与炙甘草两种，生甘草即甘草去除杂质洗净干燥后的饮片，炙甘草为甘草蜜炙炒至黄色或深黄色，笔者认为生甘草药性偏凉，更善清热解毒；炙甘草药性平和，且有蜜之甘润佐助，补益之力更强。应用此药对还应注意常山的剂量，常山单次口服用量过大可引起中毒症状，表现为恶心呕吐、腹痛腹泻、消化道出血、心悸、发绀、血压下降等，临床应用应注意。

【类方荟萃】

1.常山汤（《肘后备急方》）

组成：常山二两，甘草一两半，豉五合。

功效：疟发作无常，心下烦热者。

2.常山酒（《外台秘要》）

组成：常山二两，桂心一两，甘草半两。

功效：主治小儿疟。

（代爽）

地骨皮　石菖蒲

《备急千金要方·卷第七》酒醴第四说："枸杞菖蒲酒，治缓急风，四肢不随，行步不正，口急及四体不得屈伸方，枸杞根一百斤，菖蒲五斤。上二味细剉，以水四石煮取一石六斗，去滓，酿二斛米酒，熟，稍稍饮之。"

【单味药效】

枸杞根功效见前文（地骨皮　生地黄）。

《神农本草经·上品》说："菖蒲，味辛，温，无毒。治风寒痹，咳逆上气，开心孔，补五脏，通九窍，明耳目，出音声。久服轻身，不忘，不迷惑，延年。"《名医别录·上品》说："菖蒲，无毒。主治耳聋、痈疮，温肠胃，止小便利，四肢湿痹，不得屈伸，小儿温疟，身积热不解，可作浴汤。久服聪耳明目，益心智，高志不老。"石菖蒲味辛、苦，性温，归心、胃经。本品芳香走窜，有祛痰醒神，开窍益智之功，常与半夏、陈皮、枳实等行气燥湿药同用，治疗痰浊蒙蔽清窍导致的神昏、癫痫。另外，石菖蒲还有化湿开胃之功，与砂仁、厚朴、苍术等药物配伍治疗脘腹痞满、不思饮食。除此之外，石菖蒲还能益心智，聪耳明目，与人参、白术、茯苓等补益药合用治疗心神失养之健忘、心悸等。

【配伍功效】

石菖蒲为开窍醒神之佳品，赖其芳香之性，临床常用于治疗痰湿蒙蔽所致的神昏，又因其开心窍，益心智，聪耳明目，对于中风而语言难出、肢体偏瘫有很好的治疗效果，与地骨皮合用可清热养阴，防止石菖蒲辛苦太过，损伤阴液。

【主治病症】

主治中风，肢体不遂，言语不清。

【参考用量】

地骨皮 10~20g，石菖蒲 10~20g。

【临床应用要点】

《名医别录》载："一寸九节者良。"是说九节菖蒲功效更佳，但现在使用的九节菖蒲为毛茛科植物阿尔泰银莲花的根茎，非石菖蒲的干燥根茎，因此功效上略有不同，两药均有开窍醒神，和中开胃的作用；而石菖蒲偏于化痰安神，九节菖蒲偏于温化痰湿，且现代研究表明九节菖蒲有一定毒性，不可替代应用。

【类方荟萃】

1.地黄饮子(《圣济总录》)

组成：熟干地黄（焙）、巴戟天（去心）、山茱萸（炒）、肉苁蓉（酒浸，切，焙）、附子（炮裂，去皮）、脐石斛（去根）、五味子（炒）、官桂（去粗皮）、白茯苓（去黑皮）各一两，麦门冬（去心，焙）、远志（去心）、菖蒲各半两。

功效：滋肾阴，补肾阳，开窍化痰。治疗舌强不能言，足废不能用，中风肾虚者。

2.转舌膏(《寿世保元》)

组成：连翘一两，栀子五钱，黄芩（酒炒）五钱，薄荷一两，桔梗五钱，大黄（酒蒸）五钱，玄明粉五钱，防风五钱，川芎三钱，远志(甘草汤泡)一两，石菖蒲六钱，甘草五钱，犀角二钱，柿霜一两，牛黄五钱，琥珀一钱，珍珠一钱。

功效：中风瘫痪，舌謇不语，并失音不能言。

（代爽）

卷八　诸风方

大戟　苦参

《备急千金要方·卷第八》诸风第二说："治中风发热，大戟洗汤方，大戟、苦参。上二味等分末之，以药半升、白醋浆一斗，煮醋三沸，适寒温洗之，从上下，寒乃止，立瘥。小儿三指撮，浆水四升煮，洗之。"

【单味药效】

《神农本草经·下品》说："大戟，味苦，寒，有小毒。主蛊毒，十二水，腹满急痛，积聚，中风，皮肤疼痛，吐逆。"《名医别录·下品》说："大戟，味甘，大寒，有小毒。主治颈腋痈肿，头痛，发汗，利大小肠。"大戟，味苦性寒，有毒，归肺、脾、肾经，是峻下逐水之剂，常与甘遂、芫花等逐水药同用，增强泻水逐饮的功效，治疗水肿胀满、胸腹积水、痰饮积聚、二便不利等；此外本品还能清热解毒，散结消肿，内服外敷均可，治疗热毒痈肿疮毒、瘰疬痰核等。

《神农本草经·中品》说："苦参，味苦，寒，无毒。治心腹结气，癥瘕积聚，黄疸，溺有余沥。逐水，除痈肿。补中，明目，止泪。"《名医别录·中品》说："苦参，无毒。养肝胆气，安五脏，定志，益精，利九窍，除伏热，肠澼，止渴，醒酒，小便黄赤，治恶疮，下部慝，平胃气，令人嗜食，轻身。"

苦参味苦性寒，归心、肝、胃、大肠、膀胱经。苦参苦寒泄热，又能利尿，可以导热从小便出，治疗多种湿热证，如湿热痢、黄疸、赤白带下、湿热淋痛、尿路不畅等。此外本品清热燥湿，杀虫止痒，是治疗皮肤病的要药，可治疗湿疹、皮肤瘙痒、疥癣麻风等。

【配伍功效】

大戟泻水逐饮力强，可祛除蒙蔽清窍之痰饮，开窍醒神，与苦参合用可进一步增强逐水之力。并且大戟与苦参都是寒凉之品，可清泄热邪，治疗发热。

【主治病症】

主治中风发热。

【参考用量】

外用洗浴，大戟5~10g，苦参5~10g，二药等量。

【临床应用要点】

大戟中的二萜醇酯类物质是产生毒副作用的主要成分，其可对口腔、胃肠道黏膜、皮肤产生强烈刺激而导致皮肤、消化道烧灼感、恶心、呕吐、腹痛、腹泻，严重者可导致电解质紊乱、酸碱平衡失调，甚至出现休克，临床应用应注意用量，密切观察。此外，本品不宜与甘草合用。

【类方荟萃】

白芥丸(《普济方》)

　　组成：甘遂、朱砂、风化朴硝、大戟、白芥子、黑芥子各
　　　　　等分。

　　功效：主治热痰烦闷，头晕眼花，四肢不用。

（代爽）

豆豉 吴茱萸

《备急千金要方·卷第八》风懿第六说："治中风，口噤不知人，又方，豉五升，吴茱萸一升。上二味，以水七升煮取三升，渐渐饮之（《肘后》以治不能语）。"

【单味药效】

豆豉功效见前文（葱白 豆豉）。

吴茱萸功效见前文（吴茱萸 木瓜）。

【配伍功效】

吴茱萸性热可温补中焦，散寒除湿，祛风除痹，常用于治疗风寒湿邪引起的诸多症状；豆豉辛散，可散郁结之气。两者相伍可宣发腠理，祛除内中之风邪。

【主治病症】

1.中风。

2.中风后遗症，不能语。

【参考用量】

豆豉 10~15g，吴茱萸 2~5g。

【临床应用要点】

豆豉，始见于《名医别录》，位列中品，名"豉"，是豆科植物大豆的成熟种子的发酵加工品。纵观历代本草书籍，关于其性味、归经、炮制方法、功效的记载略有不同。东汉许慎在《说文解字》释道："豉，配盐幽尗者，乃咸豉也。""幽尗"指发酵后颜色幽深的豆，可以看出当时的豉乃是用盐发酵的产物，推断东汉时期食用的豉可能为咸豉。陶弘景在《本草经集注》中记载到："豉，食中之常用。春夏天气不和，蒸炒以酒渍服之，至佳。暑热烦闷，冷水渍饮二三升。"可见咸豉为寻常食物，常用于食疗治疗暑热烦闷。而一般药用之豉多为淡豆豉。

【类方荟萃】

1.葛粉索饼（《太平圣惠方》）

组成：葛粉四两，荆芥一握，豆豉二合。

功效：主治中风心脾热，言语謇涩，精神昏愦，手足不遂。

2.治中风四肢不收方（《槐荫精选单方》）

组成：豆豉三钟。

功效：治中风四肢不收者。

（代爽）

白蔹 附子

《备急千金要方·卷第八》风痹第八说："白蔹散，治风痹肿，筋急辗转易常处方，白蔹半两，附子六铢。上二味治下筛，酒服半刀圭，日三。不知，增至一刀圭，身中热行为候，十日便觉。"

【单味药效】

白蔹功效见前文（白蔹 白石脂）。

附子功效见前文（矾石 附子）。

【配伍功效】

附子长于散寒止痛，温通经脉，可治疗风寒湿痹引起的疼痛及筋脉拘挛，配合白蔹散结止痛消肿之功，可增强除痛舒筋之效。

【主治病症】

1.风痹。

2.风寒导致的筋脉拘急。

【参考用量】

白蔹12~16g；附子3~15g，先煎，久煎。本药对在现代认为违反了"十八反"原则，但"十八反"歌诀最早出现于金元时期，古籍中不囿于此的配伍亦不鲜见，并且现今对此理论研究应用亦有各家之言。此处只摘录《备急千金要方》中所载原方，供同道参考。

【临床应用要点】

附子、乌头与天雄的区别：毛茛科多年生草本植物乌头，主根（或称母根）为乌头，子根叫附子，因附子是附于乌头

（母根）而生长的，故而得名。而不生幼根者则名天雄，即乌头在土中不长附子的根茎者。其中乌头又分为川乌与草乌，两者性味功效相同，但草乌毒性更强。乌头与附子相较而言，一般认为附子以回阳救逆见长，乌头以温经止痛为优。

【类方荟萃】

1. 狗脊散（《太平圣惠方》）

组成：狗脊半两（去毛），附子三分（炮裂，去皮脐），薯蓣三分，熟干地黄三分，天雄三分（炮裂，去皮脐），王孙三分，桂心三分，山茱萸三分，秦艽三分（去苗），白蔹三分。

功效：主治风湿痹，四肢不仁，肌肉𥆧动，举体无力。

2. 救苦膏（《医方类聚》）

组成：川乌三钱（生用，勿火），香白芷二钱，川牛膝五钱（焙），当归一两（焙），黄丹半两（飞过），贝母二钱，魂润（即桃脂）一钱，白蔹二钱，白及二钱（焙），没药七钱，乳香五钱（茗叶一片，将药放在叶上，用慢火慢焙干），杏仁三两（用热汤泡去皮尖），沥青半两，香油半盏，白胶香三两（入铁器，于火上熬数沸，放入冷水中）。

功效：顺气发风，活血脉，壮筋骨。主治男子、妇人左瘫右痪，半身不遂，口眼㖞斜，痈疽发背，疔肿恶疮，疼痛不止，打扑损伤；蛇虎犬咬，刀斧、汤烫伤，杖疮；风寒湿痛，咳嗽喘急，痰涎壅盛，心脾疼痛，赤白痢疾，脏寒泄泻，眼目赤障，耳鸣头痛；牙痛，瘰疬，鹤膝及妇人生产死胎，胞衣不下等。

3.茱萸散(《备急千金方》)

　　组成：吴茱萸、干姜、白蔹、牡荆(《千金翼》作牡桂)、
　　　　　附子、天雄、狗脊、干漆、薯蓣、秦艽、防风各
　　　　　半两。

　　功效：主冷风脚跛偏枯，半身不遂，昼夜呻吟，医所
　　　　　不治。

（代爽）

卷九 伤寒方上

小蒜　豆豉

《备急千金要方·卷第九》辟温第二说："治瘴气方，蒜（五子，并皮碎之），豉心一升。上二味，以三岁男儿尿二升煮五六沸，去滓服之，良。"

【单味药效】

《名医别录·下品》说："蒜，味辛，温，无毒，归脾肾。主治霍乱，腹中不安，消谷，理胃，温中，除邪痹毒气。"蒜，味辛性温，归脾、胃、肺经，有消谷下气，温中和胃之功，可以治疗寒邪侵袭中焦造成的脘腹冷痛或胃气不舒，以及积食导致的腹中不安；同时，蒜还能解毒消肿、杀虫，治疗多种传染病及痈肿疮疡。

豆豉功效见前文（葱白　豆豉）。

【配伍功效】

《名医别录》记载大蒜与豆豉皆可祛除邪痹瘴气，是除瘴常用药，两者相伍，可增加药效。

【主治病症】

主治瘴气。

【参考用量】

蒜10~20g，豆豉10~15g。

【临床应用要点】

古代的蒜有大蒜、小蒜之分，《新修本草》说："今人谓葫为大蒜，谓蒜为小蒜，以其气类性似也。"《名医别录》说："葫，味辛，温，有毒。主散痈肿、痛疮，除风邪，杀毒气。独子者，亦佳。归五脏。久食伤人，损目明。"可见二者功效还是略有不同的，大蒜以解毒消肿散结为主，小蒜以温中和胃，除邪痹毒气为主。此处所用应当为小蒜。

【类方荟萃】

1.枸杞酒（《外台秘要》）

组成：糯米一石（黍米亦得），曲（计常酿酒，米一石用曲一斗，此药加五升弥佳，未用之），枸杞根二十斤（刮去赤皮半寸，锉之，以水一石渍经三日，煮取汁五斗），生地黄二十斤（洗去土，细切，和米炊之），秋麻子三斗（微蒸，以枸杞汤淋取汁），香豉二斗（以枸杞汤煮取汁）。

功效：主治五内邪气，消渴，风湿，胸胁间气，头痛，五劳七伤，胃中宿食，鼻衄吐血，内湿风痹，恶血石淋，伤寒瘴气，烦躁满闷，虚劳喘息及脚气肿痹。

2.蜀漆丸（《外台秘要》）

组成：蜀漆、知母、升麻、白薇、地骨皮、麦门冬各五分，乌梅肉、鳖甲（炙）、葳蕤各四分，石膏八分，甘草三分（炙），常山六分，豆豉一合（熬）。

功效：主治岭南瘴气发，乍寒乍热，积劳似疟。

3.糕角饮子（《太平圣惠方》）

组成：米糕角半两（九月九日者），寒食饭二百粒，恒山一两（锉），豉一百粒，独颗蒜一枚。

功效：主治山瘴疟。

（代爽）

瓜蒂　赤小豆

《备急千金要方·卷第九》宜吐第七说:"病如桂枝证,头不痛,项不强,寸脉微浮,胸中痞坚,气上撞咽喉不得息者,此为胸有寒也,宜吐之,瓜蒂散方,瓜蒂、赤小豆各一两。上二味治下筛,取一钱匕,香豉一合,熟汤七合煮作稀粥,去滓,取汁和散,温顿服之。不吐者少少加,得快吐乃止。"

【单味药效】

瓜蒂功效见前文(瓜蒂　细辛)

赤小豆功效见前文(赤小豆　商陆)。

【配伍功效】

瓜蒂味苦而性寒,能升而善涌吐痰涎;赤小豆味甘酸而善利水、下胀满。两药合用,加强涌吐之功,通过吐法引痰饮、积食、毒物从口出,予邪以出路。此外,瓜蒂与赤小豆合用可治疗黄疸,如《奇效良方》中有瓜蒂散"治黄疸,遍身如金色,累效"的记载。

【主治病症】

1.痰饮聚集胸中。

2.积食。

3.食物中毒。

4.湿热黄疸。

【参考用量】

瓜蒂入丸散服每次0.3~1g,孕妇、体虚胃弱、心脏病、吐血、咳血及上部无实邪者忌用;赤小豆与瓜蒂等量。

【临床应用要点】

本条文初见于张仲景《伤寒论·辨太阳病脉证并治下》,

方后见"诸亡血虚家，不可与瓜蒂散"，恐因瓜蒂散乃是治疗胸中有寒，因势利导，使之吐之则愈，此法为涌吐之法，易伤人脾胃阳气，致气血亏虚，故"亡血虚家"不宜用之。瓜蒂散的使用应做到"中病即止"，不可过用，取得一定疗效即可停药，后期可根据病人身体状况调理脾胃。瓜蒂用量过大易产生毒副作用，如头晕眼花、腹部不适，剧烈呕吐、腹泻等，造成脱水及电解质紊乱，临床应用应注意剂量，从小量开始，密切观察患者体征。

【类方荟萃】

1. 断膈散(《医心方》)

　　组成：瓜蒂二枚，赤小豆二两，人参二两。

　　功效：主治痰病。

2. 清风散(《宣明论》)

　　组成：石碌一钱，朱砂、牙硝、雄黄各三字，龙脑一钱，瓜蒂二钱，滑石、赤小豆各半钱，皂角一挺(去皮，炙黄，取末)。

　　功效：主治头目昏眩，咽膈不利，痰涎壅塞。

（代爽）

栀子　豆豉

《备急千金要方·卷第九》发汗吐下后第九说："发汗，若下后，烦热，胸中窒，气逆抢心者，栀子汤方，栀子十四枚，香豉四合，绵裹。上二味，以水四升煮栀子，取二升半，内豉，煮取一升半，分二服。温进一服，得快吐，止后服。"

《备急千金要方·卷十七》积气第五说："治少年房多短气方，栀子二七枚，豉七合。上二味，以水二升煮豉，取一升半，去豉内栀子，煮取八合，服半升，不瘥更服。"

【单味药效】

《神农本草经·中品》说："栀子，味苦，寒，无毒。治五内邪气，胃中热气，面赤，酒疱皶鼻，白癞，赤癞，疮疡。"《名医别录·中品》说："栀子，大寒，无毒。主治目热赤痛，胸心大小肠大热，心中烦闷，胃中热气。"栀子，味苦性寒，归心、肺、三焦经。因本品苦寒而善清降，可清泻心与三焦之火而除烦，是治疗心烦、烦躁不宁之要药；入血分，能凉血止血，治疗血热迫血妄行的出血证；善清下焦湿热，可治疗淋证疼痛及肝胆湿热造成的黄疸；还能泻火解毒，治疗目赤肿痛及热毒疮痈。除此之外，本品还可外用消肿止痛，治疗跌打损伤。

豆豉功效见前文（葱白　豆豉）。

【配伍功效】

栀子苦寒而善清热，入心经，可清心火而除烦；豆豉辛凉，可开腠理，疏散郁闭之热。两药相伍，可从宣散与清泻两方面祛除胸中郁热，是治疗胸膈有热的常用药对。

【主治病症】

　　1.胸中郁热。

　　2.烦躁失眠。

　　3.胃中空虚嘈杂，胃脘部搅扰不宁。

【参考用量】

　　栀子12~18g，豆豉15~20g。

【临床应用要点】

　　栀子豉汤初见于《伤寒论》，并记载了多个类方加减，临床上可酌情使用。如《伤寒论》第76条："发汗后，水药不得入口为逆。若更发汗，必吐下不止。发汗吐下后，虚烦不得眠；若剧者，必反复颠倒，心中懊侬，栀子豉汤主之；若少气者，栀子甘草豉汤主之；若呕者，栀子生姜豉汤主之。"第77条："发汗，若下之，而烦热、胸中窒者，栀子豉汤主之。"第78条："伤寒五六日，大下之后，身热不去，心中结痛者，未欲解也，栀子豉汤主之。"第79条："伤寒下后，心烦、腹满、卧起不安者，栀子厚朴汤主之。"第80条："伤寒，医以丸药大下之，身热不去，微烦者，栀子干姜汤主之。"

　　此外笔者体会，应用栀子、豆豉这一药对时，最好严格采用《伤寒论》中的煎煮法："以水四升，先煮栀子，得二升半，内豉，煮取一升半，去滓，分为二服，温进一服，得吐者，止后服。"先煮栀子是为防止栀子苦寒太过伤其胃气，久煎以折其苦寒之性；再入豆豉是因豆豉有发散之力，后下以存其药性。服药后，"吐"是郁开热解而致愈的一种转机，故可止后服。

【类方荟萃】

1.栀子厚朴汤(《伤寒论》)

组成：栀子十四枚（擘），厚朴四两（炙，去皮），枳实四
枚（水浸，去瓤，炙令黄）。

功效：主治心烦，腹满，卧起不安。

2.栀子干姜汤(《伤寒论》)

组成：栀子十四枚（擘），干姜二两。

功效：主治身热不去，微烦，腹痛，下利，食少。

3.枳实大黄栀子豉汤(《备急千金要方》)

组成：枳实五枚，大黄三两，豆豉半升，栀子七枚。

功效：治伤寒饮酒，食少饮多，痰结发黄，酒疸，心中懊
侬而不甚热，或干呕。

4.栀子甘草豉汤(《伤寒论》)

组成：栀子十四个（擘），甘草二两（炙），香豉四合
（绵裹）。

功效：治胸中郁热少气。

5.栀子生姜豉汤(《伤寒论》)

组成：栀子十四个（擘），生姜五两，香豉四合（绵裹）。

功效：治郁热破胃气挟饮气上逆。

（代爽　何庆勇）

卷十 伤寒方下

牡蛎 石膏

《备急千金要方·卷第十》伤寒杂治第一说："治伤寒鼻衄，肺间有余热故也，热因血自上不止，用此方。牡蛎一两半，石膏一两六铢。上二味治下筛，酒服方寸匕，日三四。亦可蜜丸，服如梧子大，用治大病瘥后小劳便鼻衄。"

【单味药效】

牡蛎功效见前文（龟甲　牡蛎）。

石膏功效见前文（石膏　蜂蜜）。

【配伍功效】

牡蛎微寒，可滋阴潜阳；石膏大寒，可清除肺经郁热，滋补肺阴，除烦止渴。两者配合增强肃清肺热之功，同时加大滋阴力度，避免清泄太过而损伤肺阴。

【主治病症】

主治血热而导致的鼻衄等出血证。

【参考用量】

牡蛎15~20g，石膏10~15g。

【临床应用要点】

《神农本草经》记载石膏微寒，现代药典普遍认为石膏是大寒之品，临床应用要以防损伤阳气。但张锡纯在《医学衷中参西录·石膏解》中指出："石膏微寒……其寒凉之力远逊于黄连、龙胆草、知母、黄柏等药，而退热之功效则远过于诸药……石膏可宣通内蕴之热，由腠理毛孔息息达出。盖诸药退热，以寒胜热。而石膏退热，逐热外出"。《伤寒论》中也记载了如白虎汤、白虎加人参汤、大青龙汤等重用石膏来清热的方子，且临床使用大剂量的生石膏治疗效果良好的记载多有参见，临床应用可酌情调整剂量。

【类方荟萃】

1.杜仲散(《肘后备急方》)

组成：杜仲、牡蛎各等分。

功效：主治伤寒后未平复合，阴阳相易，力劣汗出及鼻衄、头疼。

2.清宁汤(《玉案》)

组成：当归、连翘、石膏、黄连各一两，生地、麦门冬、玄参各七分，甘草二分。

功效：主治汗出太多，鼻血不止。

（代爽）

大枣 乌梅

《备急千金要方·卷第十》伤寒杂治第一说："治伤寒热病后口干，喜唾，咽痛方，大枣二十枚，乌梅十枚。上二味合捣，蜜和，含如杏核大，咽其汁，甚验。"

【单味药效】

大枣功效见前文（麦冬 大枣）。

《神农本草经·中品》说："梅实，味酸，平，无毒。主下气，除热，烦满，安心，止肢体痛，偏枯不仁，死肌，去青黑痣，恶疾。能益气，不饥。"《名医别录·中品》说："梅实，无毒。止下痢，好唾，口干……利筋脉，去痹。"乌梅味酸涩，性平，入肝、脾、肺、大肠经，本品酸涩而性收敛，能敛肺止咳，治疗肺虚久咳或干咳无痰之证，还能涩肠止泻，治疗久泻久痢；因乌梅味酸可生津液、止烦渴，故用于治疗虚热消渴等症状。除此之外，乌梅极酸，是安蛔之良药。

【配伍功效】

热病伤阴导致口干咽痛，以乌梅生津液，滋补肺阴，敛肺止咳；大枣补益中焦脾气，使气血津液生化得源。两药相伍，补脾肺而养阴。

【主治病症】

主治热病伤阴所致口干、咽痛。

【参考用量】

大枣20~30g，乌梅10~15g。

【临床应用要点】

在《临证指南医案》中叶天士提出"以甘平，或甘凉濡润，以养胃阴，则津液复来，使之通降而已矣"，此义即宗《黄帝内经》所谓"六腑者，传化物而不藏，以通为用"之理也，叶氏常常以乌梅配伍石斛、沙参、麦冬、白芍、白扁豆等治疗胃阴受损。此外，"蛔得酸则静"，乌梅极酸，有安蛔止痛之功，故《伤寒论》中以乌梅为主药，设乌梅丸治疗蛔厥证。

【类方荟萃】

1.含消丸(《千金翼方》)

组成：乌梅(去核)、大枣(去核)各二七枚，茯苓、五味子、甘草(炙)各一两。

功效：主治胸中热，口干。

2.梅红汤(《圣济总录》)

组成：乌梅肉(炒)、知母(焙)、贝母(去心)、藿香叶、五味子、蛤粉、人参、赤茯苓(去黑皮)、大黄(锉，炒)、甘草(炙，锉)各一两。

功效：主治伤寒烦躁狂言，咽膈壅闷，口干多渴。

3.栝楼根丸(《太平圣惠方》)

组成：乌梅肉(微炒)、栝楼根、甘草(炙微赤，锉)、杏仁(汤浸，去皮尖双仁，麸炒微黄)各一两。

功效：主治虚劳烦热，口干舌燥，烦渴。

(代爽)

禹余粮　赤石脂

《备急千金要方·卷第十》伤寒杂治第一说："伤寒服汤药而下利不止,心下痞坚,服泻心汤竟,复以他药下之,利不止,医以理中与之而利益甚,理中治中焦,此利在下焦,赤石脂禹余粮汤主之方,赤石脂、禹余粮各一斤,碎。上二味,以水六升煮取二升,分三服。若不止,当利小便。"

【单味药效】

《神农本草经·上品》说："禹余粮,味甘,寒,无毒。治咳逆,寒热,烦满,下赤白,血闭,癥瘕,大热。炼饵服之不饥,轻身,延年。"《名医别录·上品》说："禹余粮,平,无毒。主治小腹痛结烦疼。"禹余粮,味甘、涩,性微寒,入胃、大肠经,能涩肠止泻,常用于治疗久泻久痢;本品入下焦,固涩止带,能治疗肾虚带脉不固导致的带下清稀;同时还能与补气止血药同用收敛止血,治疗便血、崩漏。

《神农本草经·上品》说："赤石脂,味甘,平,无毒。主养心气,下血赤白,小便利及痈、疽、疮、痔。久服补髓,益智,不饥,轻身,延年。"《名医别录·上品》说："赤石脂,味甘、酸、辛,大温,无毒。主养心气,明目,益精,治腹痛,泄澼,下痢赤白,小便利,及痈疽疮痔,女子崩中漏下,产难,胞衣不出。久服补髓,好颜色,益智,不饥,延年。"赤石脂味甘、酸、涩,性温,归大肠、胃经,功善涩肠止泻,收敛止血,生肌敛疮,可用于治疗久泻久痢、大便出血、崩漏等。外用可收湿生肌敛疮,对溃疡久溃不敛,疮口脓水浸淫有很好的疗效,如可与煅龙骨、血竭等药研末同用,掺于疮口,治疗久溃不敛；与五倍子、枯矾等研末外敷，治疗湿疮脓水浸淫。

【配伍功效】

赤石脂、禹余粮同属涩肠止泻药，二者功效相近，常相须为用，相伍可增强涩肠止泻之功，治疗久泻久利。

【主治病症】

主治下利不止。

【参考用量】

二药等量。赤石脂9~12g，先煎，不宜与肉桂同用；禹余粮9~12g，先煎，孕妇慎用。

【临床应用要点】

历代多位医家认为"医以理中与之而利益甚"为下焦肾阳亏虚，不能统摄二阴所致的泄泻，可应用赤石脂禹余粮汤，涩肠止泻，如成无己所言："理中者，脾胃虚寒下利者，服之愈。此利下焦虚，故与之其利益甚。"但柯韵伯在《伤寒来苏集》提到："石脂色赤入丙，助火以生土，余粮色黄入戊，实胃而涩肠，用以治下焦之标，实以培中宫之土也，此证土虚而火不虚。"他认为赤石脂禹余粮汤不仅能涩肠止泻，温煦下焦，还能补益脾阳。

【类方荟萃】

1.草花汤（《辨证录》）

　　组成：赤石脂二钱，甘草二钱，糯米一提。

　　功效：主治冬月伤寒八九日，腹痛下利，便脓血，喉中作痛，心内时烦。

2.治妊娠下利不止方（《胎产辑萃》）

　　组成：赤石脂、黄柏、干姜各二两，酸石榴皮二枚。

功效：主治妊娠下利不止。

3.桃花粥（《温病条辨》）

组成：赤石脂六钱（细末），人参三钱，炙甘草三钱，白
　　　粳米二合。

功效：主治温病七八日以后，脉虚数，舌绛苔少，下利日
　　　数十行，完谷不化，身虽热者。

（代爽）

杜仲　牡蛎

《备急千金要方·卷第十》伤寒杂治第一说:"止汗方,杜仲、牡蛎等分。上二味治下筛,夜卧以水服五钱匕。"

【单味药效】

《神农本草经·上品》说:"杜仲,味辛,平,无毒。治腰脊痛。补中,益精气,坚筋骨,强志,除阴下痒湿,小便余沥。久服轻身,耐老。"《名医别录·上品》说:"杜仲,味甘,温,无毒。主治脚中酸疼痛,不欲践地。"杜仲,味甘性温,归肝、肾经,是常用的补虚药,可滋补肝肾,强壮筋骨,治疗肝肾亏虚导致的腰膝酸软、筋骨无力、头晕眼花、阴虚盗汗等症状;此外本品可通过调补冲任而安胎止血,可与桑寄生、山药等同用治疗胎动不安,妊娠出血。

牡蛎功效见前文(龟甲　牡蛎)。

【配伍功效】

杜仲补益肝肾亏虚,强腰膝;牡蛎性微寒味咸,归肝肾经,有平肝潜阳、软坚散结、收敛固涩的功效。二者合用可加强其收敛固涩的功效,标本同治,从而达到止汗的效果。

【主治病症】

1.盗汗。

2.自汗。

3.汗出过多。

【参考用量】

杜仲10~15g;牡蛎10~15g,先煎。二药等量。

【临床应用要点】

杜仲有生用和炒用两种，但是现代研究表明，炒用会破坏其胶质有利于有效成分煎出，故炒用比生用效果好。另外本品善于温补，故阴虚火旺者应慎用。牡蛎临床应用也有生用与煅用，煅用可增强其收敛固涩的作用，治疗多种滑脱不禁之证。因此，此处选其止汗之效应处以煅牡蛎。

【类方荟萃】

1.杜仲散(《肘后备急方》)

组成：杜仲、牡蛎各等分。

功效：主治病后体虚多汗。大病愈后，多虚汗及眼中流汗。伤寒湿温，汗出遍体如水。

2.白苓汤(《医统》)

组成：黄芪(炙)一钱，防风一钱，白茯苓一钱，白术一钱，麻黄根五分，甘草五分，牡蛎五分，小麦五粒。

功效：主治阴虚盗汗。

（代爽）

百合　知母

《备急千金要方·卷第十》百合第三说："治百合病，已经发汗之后更发者，百合知母汤方，百合七枚（擘），知母三两。"

【单味药效】

《神农本草经·中品》说："百合，味甘，平，无毒。治邪气，腹胀，心痛，利大小便，补中益气。"《名医别录·中品》说："百合，无毒。主除浮肿，腹胀，痞满，寒热，通身疼痛及乳难喉痹肿，止涕泪。"百合甘，寒，归心、肺二经，能养阴润肺，清心安神。其性微寒，作用缓和，故能补肺阴，兼可清热，用治肺燥阴虚有热之干咳少痰、咯血或咽干音哑等症。百合亦入心经，可养阴清心，宁心安神，用治百合病心肺阴虚内热，症见神志恍惚，情绪不能自主，口苦、小便赤、脉微数等。百合既可养心肺之阴，又能清心肺之热。

知母功效见前文（地榆　知母）。

【配伍功效】

知母苦寒而润，清热滋阴之力卓著，滋肾阴，充肾水以降心火；百合润肺止咳，清心安神。二药都有润肺清热作用，但百合甘寒清润不腻，知母苦寒降火不燥，相配则补虚清热效力更强。

【主治病症】

主治阴虚或热病后期余热未尽的心烦不安、精神恍惚等症。

【参考用量】

百合6~18g，知母6g。

【临床应用要点】

百合、知母同用这一药对最早见于《金匮要略·百合狐惑阴阳毒病脉证治第三》中的百合知母汤，用治百合病发汗后者，并论述道："百合病，见于阴者，以阳法救之；见于阳者，以阴法救之。见阳攻阴，复发其汗，此为逆。"由此可见，百合知母汤用治病在阴分。百合若用于清心安神宜生用，用于润肺止咳宜蜜炙用。临床药理研究显示生品和蜜炙百合水提取液均有镇咳祛痰、镇静、抗缺氧和抗疲劳的作用。另外，知母清热泻火宜生用，滋阴降火宜盐水炙用，其性寒质润，有滑肠作用，对于脾虚便溏者应慎用。

【类方荟萃】

1.百合地黄汤(《金匮要略》)

　　组成：百合七枚(擘)，生地黄汁一升。

　　功效：益阴养营，用治百合病不经吐、下、发汗，病形如
　　　　　初者。

2.百合鸡子汤(《金匮要略》)

　　组成：百合七枚(擘)，鸡子黄一枚。

　　功效：养阴清热，和中除烦，用治百合病吐之后者。

（但文超）

大黄 葶苈子

《备急千金要方·卷第十》伤寒发黄第五说:"治黄疸,大黄丸方,大黄、葶苈子各二两。上二味末之,蜜和,丸如梧子。未食服十丸,日三,病瘥止。"

【单味药效】

《神农本草经·下品》说:"大黄,味苦,寒,无毒。主下瘀血,血痹闭,寒热,破癥瘕积聚,留饮,宿食,荡涤肠胃,推陈致新,通利水谷,调中化食,安和五脏。"《名医别录·下品》说:"大黄,大寒,无毒。平胃下气,除痰实,肠间结热,心腹胀满,女子寒血闭胀,小腹痛,诸老血留结。"大黄味苦,性寒,归脾、胃、大肠、肝、心包经,味苦破坚,性寒清泄,主入脾、胃、大肠经,其荡涤肠胃,推陈致新,故能泻下攻积,清热泻火,用于治疗肠腑气机不利、肠中津液不足的积滞便秘、腹内结块等症。大黄经酒制之后可入肝、心包经,用于凉血解毒,逐瘀通络,治疗血热吐衄、积聚等。

《神农本草经·下品》说:"葶苈,味辛,寒,无毒。治癥瘕积聚,结气,饮食寒热,破坚,逐邪,通利水道。"《名医别录·下品》说:"葶苈,大寒,无毒。下膀胱水,腹留热气,皮间邪水上出,面目肿,身暴中风热痱痒,利小腹。久服令人虚。"葶苈子味辛、苦,性大寒,归肺、膀胱经。葶苈子味辛行散,味苦降泄,破坚积,逐湿邪,通利水道,复宣降气机,故能泻肺平喘,利水消肿,用于治疗肺脾功能失调,水湿运化失常所致的水湿肿满等病证。

【配伍功效】

大黄泻下攻积,荡涤肠腑,推陈致新,清热泻火,可使肠中燥热、痰饮水湿从大小便而去；清湿热、退黄疸，使得阳明、太阴郁热清泄，黄疸消退。葶苈子泻肺平喘，利水消肿，清利壅塞于肺的痰饮水湿之邪，使得肺部涩滞之气机得平，恢复宣降失司。两药相伍，常用于治疗肺脾功能失调，水湿不运所致的诸湿肿满等病证。

【主治病症】

1.黄疸。

2.痰饮水肿。

3.大小便不利。

【参考用量】

二药等量。大黄3~10g，孕妇及月经期、哺乳期慎用；葶苈子3~10g。

【临床应用要点】

大黄为蓼科大黄属植物掌叶大黄、唐古特大黄或药用大黄的干燥根茎及根。大黄为临床常用中药之一，医书中记载大黄的炮制有多种，常见的临床炮制法有酒炒、酒炖、炒炭、醋制、蜜炙等制法。生大黄泻下；酒大黄引药上行，清热解毒；大黄炭化瘀止血；醋大黄消积化瘀；蜜大黄减轻泻下。运用此药时应注意先煎后下，此与患者的大便情况相关，并且用于泻下不宜久煎。

葶苈子为十字花科独行菜属植物葶苈、琴叶葶苈和播娘蒿属植物播娘蒿的种子，是临床治疗肺脏宣降失司所致水肿的常用药，有北葶苈子和南葶苈子之分。煎药时注意葶苈子须包煎。临床炮制有炒制和蜜炙以及生用三种，生用利水消肿，炮制后药性和缓，用于咳喘，主要用于治疗痰饮水湿所致的喘咳、水肿等病证。

【类方荟萃】

1.己椒苈黄丸(《金匮要略》)

　　组成：葶苈一两，大黄一两，防己一两，椒目一两。

　　功效：泄热逐水，通利二便。用治痰饮病见水走肠间，腹
　　　　　满肠鸣，口干舌燥者。

2.结水汤(《圣济总录》)

　　组成：葶苈(炒令紫)一两，大黄(锉碎，炒干)一两，黄
　　　　　连(去须)一两，甘遂(微炒)一两。

　　功效：用治水蛊病见内肿即冷，外肿即热，气急无力者。

3.葶苈子散(《医心方》)

　　组成：大黄一两，葶苈子二两，蓝叶三两。

　　功效：治大腹水肿。

4.大陷胸丸(《伤寒论》)

　　组成：大黄半斤，葶苈子半升(熬)，芒硝半升，杏仁半
　　　　　升(去皮尖，熬黑)。

　　功效：泄热开结，化饮通便。

(但文超)

卷十一　肝脏方

大黄　芍药

《备急千金要方·卷第十一》坚癥积聚第五说："治久患腹内积聚，大小便不通，气上抢心，腹中胀满，逆害饮食，服之甚良方，大黄、芍药各二两。上二味末之，蜜丸。服如梧子四丸，日三。不知，可加至六七丸，以知为度。"

【单味药效】

大黄功效见前文（大黄　葶苈子）。

《神农本草经·中品》说："芍药，味苦，平，有小毒。治邪气腹痛，除血痹，破坚积，寒热，疝瘕，止痛，利小便，益气。"《名医别录·中品》说："芍药，味酸，微寒，有小毒。主通顺血脉，缓中，散恶血，逐贼血，去水气，利膀胱、大小肠，消痈肿，时行寒热，中恶，腹痛，腰痛。"白芍味酸、苦，微寒。归肝、脾经，能疗腹痛、祛寒热、利大小便，用于腹中气机不畅、络脉挛急之腹痛胀满，也可用于脾胃气机郁滞所致的大肠传导失司、膀胱气化无权的大小便不利。赤芍味苦，微寒，归肝经，主入血分，能清泻血中余热，散血不留瘀。

【配伍功效】

大黄泻下攻积，清热泻火，可使肠中燥热从大小便而去；凉血解毒，使得温邪之毒邪得以外散、发斑之营血得以凉润宁静；逐瘀通络，使得腹内气滞血结之积聚得以消散。芍药清热和血祛瘀，敛阴柔肝止痛。白芍敛阴柔肝止痛，敛营阴，动腑气，通利大肠气机；柔筋急，止腹痛，使得腹内气机得畅，营阴得敛。赤芍清热凉血，散瘀止痛，可使热入营血之发斑动血得以清利；通利脉中营血，敛血不留瘀。两药相伍，常用于治疗腹内气血不畅，结块不散、大肠传导不利的积聚、便秘等病证。

【主治病症】

1.腹内积聚，大小便不通。

2.便秘。

【参考用量】

二药等量。大黄3~15g，孕妇及月经期、哺乳期慎用；白芍3~15g，或赤芍3~15g，不宜与藜芦同用。

【临床应用要点】

白芍为毛茛科植物芍药及毛果芍药的根，为临床补阴常用药，种类有生白芍、炒白芍、酒白芍、醋白芍、土炒白芍和白芍炭。生用偏于动腑气，通大便；炒用性缓柔肝，和脾止泻；酒炒行经止痛；醋炒、炒炭用于敛血、止血。赤芍为毛茛科植物芍药或川赤芍的干燥根，为临床清血分余热之药，煎汤、入丸散服用，主要用来治疗温毒发斑、吐血衄血、痈肿疮疡等症。

【类方荟萃】

1.大柴胡汤(《伤寒论》)

组成：柴胡半斤，大黄二两，黄芩三两，芍药三两，半夏半升(洗)，生姜五两(切)，枳实四枚(炙)，大枣十二枚(擘)。

功效：治表证未除，里证又急，汗下兼行。

2.枳实芍药汤(《儿科方要》)

组成：枳壳、芍药、大黄各二钱，当归钱半，甘草八分。

功效：治大便结燥，时痛时止。

（但文超）

卷十二　胆腑方

羊肚　白术

《备急千金要方·卷第十二》风虚杂补酒煎第五说："治虚劳，补方，羊肚一具（切），白术一升。上二味，以水二斗，煮取六升，一服二升，日三服。"

【单味药效】

《备急千金要方·二十六食治》说："青羊肚，主胃反，治虚羸、小便数，止虚汗。"《证类本草·卷十七》说："肚，主补胃，小便数，以肥肚作羹，食三五度瘥。"羊肚，属羊肉，味甘，性热，主治反胃，可以治疗出虚汗，由于羊肚与羊肉功效相似，故可补中益气，可以缓补体虚羸弱者。同时亦可以治疗小便频数，用肥大的羊肚作羹食用，3~5次可以康复。

《神农本草经·上品》说："术，味苦，温，无毒。治风寒湿痹，死肌，痉、疸。止汗。除热，消食。作煎饵，久服轻身延年不饥。"《名医别录·上品》说："术，味甘，无毒。主治大风在身面、风眩头痛、目泪出，消痰水，逐皮间风水结肿，除心下急满及霍乱、吐下不止，利腰脐间血，益津液，暖胃，消谷，嗜食。"白术，味苦、甘，性温，归脾、胃经。白术味苦性温，可以祛风除湿，故可以用于风寒湿痹证，祛除皮肤因风邪导致的水肿。白术归脾、胃经，脾胃为后天之海，故可以治疗呕吐不止、食欲旺盛、肌肉萎缩、痉证、黄疸、还可治疗汗出过多、热证，消食积。《名医别录》认为心下为胃，故白术可以治疗心下痞满不舒。当作食物服用可以充饥，暖脾胃，经常服用可以长寿。

【配伍疗效】

羊肚味甘，性热，可以补中益气，甘补脾土，其热可驱寒，故可以起到温补脾胃的功效；白术味苦、甘，性温，归脾、胃经，可以健脾益气，祛风除湿。两药配伍，可以治疗因先后天或外感内伤等多种因素所致的脾胃虚损者。

【主治病症】

1.脾胃气虚，纳差，食入不化。

2.悬饮，四肢烦热。

【参考用量】

羊肚一具，白术6~12g。

【临床应用要点】

《华佗神方》中记载将羊肚灌水，两端系紧，煮熟切开，将羊肚中的水服下，可以立刻治好遗尿。羊肚为药食同源的药物，一般人群皆可服用，由于其可以补中气，体质虚弱之人服用可以改善虚弱的症状，对于胃气虚、反胃、食欲减退及盗汗者更加适合。《新修本草》中记载用苦酒浸泡白术外用可以利小便。白术在《神农本草经》中并无炮制之法，在后世中有麸炒、焦炒、土炒等多种炒制，增加了白术的健脾补气止泻的作用。白术在配伍时不宜与殷蘖同用，在服用白术时不可食桃。

【类方荟萃】

1. 大补气方《备急千金要方》

  组成：羊肚一具（治如食法，去膏瞽），羊肾一具（去膏四破），干地黄五两，甘草、秦椒各一两，白术、桂心、人参、厚朴、海藻各三两，干姜、昆布、地骨皮各四两。

  功效：治疗气虚。

2. 胃反方《备急千金要方》

  组成：橘皮三两，白术、人参各二两，蜀椒一百二十粒，桂心一两，薤白一握。上六味以水二升渍一宿，内羊肚中缝合，以三升水煮，水尽出之，决破去滓，分三服。

  功效：治疗胃反，朝食暮吐，食讫腹中刺痛，此由久冷。

（张辉）

卷十三　脾脏方上

巴豆　杏仁

《备急千金要方·卷第十五上》秘涩第六说："走马汤，主一切卒中恶，心痛腹胀，大便不通，方出第十三卷心腹痛篇，巴豆两粒，杏仁二枚。上二味绵裹，椎令细，以热汤二合着小杯中，以两指搦取白汁令尽，顿服，一食顷下去，即愈，老小量之。亦治卒疝，飞尸鬼击。"

【单味药效】

《神农本草经·下品》说："巴豆，味辛，温，有大毒。治伤寒，温疟，寒热，破癥瘕，结坚积聚，留饮痰癖，大腹水胀，荡练涤五脏六腑，开通闭塞，利水谷道，去恶肉，除鬼毒、蛊疰邪物，杀虫、鱼。"《新修本草·卷第十四》说："巴豆，味辛，温，生温熟寒，有大毒。主伤寒，温疟，寒热，破癥瘕，结坚积聚，留饮痰澼，大腹水胀，荡练五脏六腑，开通闭塞，利水谷道，去恶肉，除鬼蛊毒疰、邪物，杀虫鱼。疗女子月闭，烂胎，金创，脓血，不利丈夫阴，杀斑蝥毒。可炼饵之，益血脉，令人色好，变化与鬼神通。"巴豆辛热，有大毒，归胃、大肠经，可开通闭塞，使腹中实邪（如痰饮、癥瘕、水谷等）得下，其泻下之功最强，"最能利人"。它是泻下药一类中，泻下作用最强、毒性最大的一种药，"人吞一枚，便欲死"，因此平时应慎用此药，即使一定要使用，也需"峻药缓投"，少少使用，如本方中，但取两枚而已；而巴豆又是泻下药中唯一一味温热性质的中药，可治疗冷积便秘。除泻下功效外，其还可用于痰阻喉管时的急救。《新修本草》载有巴豆的食用方法——先去皮心，再熬至变色，捣其如泥，再和于丸或散中服用。现临床巴豆仅外用，若内服则用巴豆霜。

杏仁功效见前文（桂心　杏仁）。

【配伍功效】

巴豆、杏仁其性均主沉降，前者荡涤肠腑，后者下气润肠，两者相配，使肠中滞物得下，大便不通即愈。两者药性均温，故寒积便秘、冷积便秘时最宜使用。两药均有一定的毒性，以求"中恶""鬼击"之时，以此之毒攻彼之毒，使人还复来苏也。

【主治病症】

1. 胃脘部胀满，腹部疼痛。

2. 大便不通。

【参考用量】

巴豆霜0.1~0.3g，多入丸散用，孕妇禁用，不宜与牵牛子同用；杏仁3~5g，内服不宜过量，以免中毒。

【临床应用要点】

原文中说此方可治一切"中恶"之证。然何为"中恶"？《外台秘要方》说："中恶者，是人精神衰弱，为鬼邪之气卒中之也，夫人阴阳顺理，荣卫调平，神守则强，邪不干正。若将摄失宜，精神衰弱，便中鬼毒之气。其状卒然心腹刺痛，闷乱欲死。"其病因或有鬼毒袭人之说，但终是由于正气不足，外邪趁入，导致人体出现心下腹痛，大便不畅之证。此时应急下之，用走马汤。若大便通后，患者即愈，又可继续"走马"，继续自己的行程了。在服用时，需将两药研磨后用水冲服；用量也需因人的年龄、体质而异。

【类方荟萃】

1.朱砂丸(《杨氏家藏方》)

组成：杏仁二十粒(汤浸去皮尖)，巴豆二十粒(去膜油令尽)。上件研细，蒸枣肉为丸，如芥子大，朱砂为衣。

功效：治暴下水泻及积痢。

2.无名方(《补缺肘后方》)

组成：巴豆九十枚(去皮心)，杏仁六十枚(去皮尖)。

功效：治腹大动摇水声，皮肤黑，名曰水臌。

3.验方第三(《本草易读》)

组成：巴豆、杏仁各四十九粒，去皮心烧末，熔蜡丸约绿豆大，每次三钱，用大黄汤下之可也。

功效：治积滞泻痢，腹痛里急。

(李尚瑾)

冬葵子　竹叶

《备急千金要方·卷第十五上》秘涩第六说："治大小便不通方，葵子末一升，青竹叶一把。上二味，以水三升煮五沸，顿服。"

【单味药效】

葵子功效见前文（冬葵子　榆白皮）。

《神农本草经·中品》说："竹叶，味苦，平，无毒。治咳逆上气，溢筋急，恶疡，杀小虫。"《名医别录·中品》说："苦竹叶治口疮，目痛明目，通利九窍。"青竹叶或称竹叶，与淡竹叶不同——前者为植物"淡竹"的干燥叶，后者为植物"淡竹叶"的干燥茎叶。而竹叶与淡竹叶均可归心、胃、小肠经，因此可以清心与小肠之火而利小便，通腑泻实以通大便而治疗胃中停食或肠间停滞。此外，其性之寒还可用于治疗胸中烦渴。

【配伍功效】

冬葵子、竹叶作用于前后二阴，既可利小便，又可通大便。两药相配，前后并治，使大便与小便同下。冬葵子与竹叶又同属寒性，适于大小便不通属里热亢盛者，若为虚寒证则忌服，恐加重其症。

【主治病症】

主治大便不通，小便不利，属热证者。

【参考用量】

冬葵子3~9g，竹叶5~10g。

【临床应用要点】

原文中载其煎煮方法为"以水三升煮五沸"，只取其气，不取其味，但求其通利之用，唯恐寒凉伤中。《金匮要略·妇人妊娠病脉证并治第二十》中也用葵子茯苓散治疗"妊娠有水气，身重，小便不利，洒淅恶寒，起则头眩"之症，用冬葵子一斤，茯苓三两以利水通阳。但因方中冬葵子其性滑利，孕妇当慎用，故小便通利后应立刻停服，如原文中提示"小便利则愈"，以免出现滑胎催生之弊。

【类方荟萃】

1.五淋散(《医宗金鉴》)

　　组成：冬葵子、淡竹叶、当归、赤芍、苦葶苈、黄芩（炒）、木通、栀子、车前子、滑石、甘草（生）、赤茯苓，引用葱白。

　　功效：治血淋。

2.鸡苏饮子(《外台秘要》卷二十七引《范汪方》)

　　组成：竹叶一握（切），鸡苏一握，石膏八分（碎），生地黄一升（切），蜀葵子四分（末，汤成下）。

　　功效：主治血淋不绝。

（李尚瑾）

冬葵子　芒硝

《备急千金要方·卷第十五上》秘涩第六说："治大小便不利方，葵子一升，硝石二两。上二味，以水五升煮取二升，分再服。"

【单味药效】

冬葵子功效见前文（冬葵子　榆白皮）。

《神农本草经·上品》说："硝石，一名芒硝，味苦，寒。治五脏积热，胃胀闭，涤去蓄结饮食，推陈致新，除邪气。炼之如膏，久服轻身。"《名医别录·上品》说："味辛、苦，大寒。主治五脏积聚、久热、胃闭，除邪气，破留血、腹中痰实结搏，通脉，利大小便及月水，破五淋，推陈致新。"依据《神农本草经》，硝石又称芒硝，是矿石经炼制而成的结晶体，主要成分为含水硫酸钠（水硝），遇水则"消"。其既可"利小便"，又可"涤去蓄结饮食，推陈致新，除邪气"而利大便。现代药理学解释其在消化道形成高渗环境，故大量水分进入消化道，刺激肠壁蠕动，排出燥结。因此若有大便干燥秘结的情况，芒硝尤其适用。芒硝外用时可针对"瘘、蚀、疮"等创面清热消肿，但口服时效果不明显。

【配伍功效】

冬葵子既可利小便，又可通大便；芒硝能泻下通便。两药相配，前后分消，使大便与小便同下。冬葵子与芒硝又同属寒凉之性，适用于大小不通属里热亢盛者。若为寒证则忌服，恐加重其症。

【主治病症】

主治大便不通，小便不利，属热证者。

【参考用量】

冬葵子10~20g；芒硝6~12g，一般不入煎剂，待汤剂煎得后，溶入汤液中服用，孕妇慎用，不宜与硫黄、三棱同用。

【临床应用要点】

此方在原文中，将冬葵子与芒硝两药共同煎煮更长时间，不似冬葵子末与青竹叶仅需"煮五沸"，与现代芒硝用法之"冲服"更不相同。而关于此药是否可用玄明粉（无水硫酸钠，由芒硝经风化干燥制得）代替，临床说法不一。而笔者认为不可用玄明粉代替，其临床疗效仍有一定差异。在配伍使用时，亦可加适量黄芩，因《名医别录》中言："冬葵子……黄芩为之使。"可引冬葵子之药效更好发挥。

【类方荟萃】

透格散（《灵菀方》）

　　组成：硝石一两（生研为细末），每服二钱，冬葵子末煎
　　　　　汤下，通后须服补虚丸散。

　　功效：主治劳淋。

（李尚瑾）

卷十四　脾脏方下

乌梅　黄连

《备急千金要方·卷第十五下》热痢第七说："下痢，热，诸治不瘥方。乌梅一升，黄连金色者一斤。上二味末之，蜜和，服如梧子二十丸，日三夜二，神妙。"

【单味药效】

乌梅功效见前文（大枣　乌梅）。

黄连功效见前文（大青　黄连）。

【配伍功效】

乌梅味酸涩，性平，具有较好的涩肠止痢的功效；黄连因其苦寒之性，可清泄中焦脾胃及大肠湿热。乌梅配伍清热燥湿，解毒止痢的黄连，可用于湿热泻痢、便脓血等。

【主治病症】

主治热痢。

【参考用量】

乌梅10~15g，黄连5~10g。

【临床应用要点】

《名医别录》指出乌梅可"止下痢"，并将此用放在生津止渴之前，可见其止痢功用之佳。在《伤寒论·辨厥阴病脉证并治》"乌梅丸"条文中，"又主久利"一句亦提示下痢之证可用乌梅。黄连因其苦寒之性，在用量上需要特别注意，一般汤剂用3~5g即可，用量过大，不但口感极苦，而且其苦寒之性容易败胃。因此，本方在与蜜相合为丸剂之后可适当增加黄连用量，既存其清热、燥湿、止痢之用，又取丸药缓缓之性，不至耗伤中焦黄土。

【类方荟萃】

1.乌梅丸(《伤寒论》)

　　组成：乌梅三百枚，黄连十六两，细辛六两，干姜十两，
　　　　　当归四两，附子六两(炮去皮)，蜀椒四两(出汗)，
　　　　　桂枝六两，人参六两，黄柏六两。

　　功效：治蛔厥证、久痢。

2.乌梅丸(《太平圣惠方》)

　　组成：乌梅肉三分，黄连三分，当归三分，诃黎勒皮三
　　　　　分，阿胶半两，干姜一分。

　　功效：治伤寒，下痢腹痛。

（李尚瑾）

黄连　黄柏

《备急千金要方·卷第十五下》热痢第七说："治下血，日夜七八十行方，黄连、黄柏各四两。上二味㕮咀，以淳醋五升煮取一升半，分再服。"

【单味药效】

黄连功效见前文（大青　黄连）。

《神农本草经·中品》说："黄柏，味苦，寒，无毒。治五脏肠胃中结热，黄疸，肠痔，止泄痢，女子漏下赤白，阴伤蚀疮。"《名医别录·中品》说："檗木，无毒。主治惊气在皮间，肌肤热赤起，目热赤痛，口疮。久服通神。"黄柏味苦，性寒，主入下焦，归肾经和膀胱经。因其苦味，故能清热泻火而燥湿，尤擅治下焦湿热证如湿热泻痢、湿热黄疸、湿热致白带过多、腰膝肿痛、湿热淋证等。又因黄柏性寒，故可清热泻火，尤擅清肾中虚火，后世将此用称为"泻相火，退虚热"；其亦可清热解毒，用治疮痈。

【配伍功效】

此二药均能清热燥湿，可以用于多种湿热病证。黄连长于治疗湿热痞满，黄柏主要用于下焦湿热泻痢。中焦下焦同清，则胃肠湿邪得燥，热邪得清。又配以醇正浓厚之醋来煎煮，味酸可收涩，痢得收止，血不得行。

【主治病症】

主治便血，一日数十次，属热证者。

【参考用量】

黄连10~20g，黄柏10~20g，二药等量。

【临床应用要点】

此方以"醋"为溶剂而非"水"。醋在此方中亦为一药，可收涩止痢，收敛止血。黄连、黄柏与食醋相配，使酸苦之药能合而化阴，泻除烦热，可治热痢下血。黄连、黄柏均为大苦大寒之品，过量久服易伤脾胃，脾胃虚寒者忌用。又因其苦燥易伤阴津，故阴虚津伤者慎用。

（李尚瑾）

干姜　赤石脂

《备急千金要方·卷第十五下》冷痢第八说："桃花丸，治下冷，脐下搅痛方，赤石脂、干姜各十两。上二味，蜜丸如豌豆，服十丸，日三服，加至二十丸。"

【单味药效】

干姜功效见前文（干姜　乌贼骨）。

赤石脂功效见前文（禹余粮　赤石脂）。

【配伍功效】

干姜辛热燥烈，主入脾胃而长于温中散寒，健运脾阳，为温暖中焦的主药；赤石脂性温而味涩，长于涩肠止泻，收敛止血，又因其质重入于下焦，故为治久泻久痢，下痢脓血之常用药。两药相伍，可借干姜、赤石脂温热之性以祛寒止痛，赤石脂亦有收涩止痢之功。

【主治病症】

主治冷痢，脐下冷伴绞痛。

【参考用量】

二药等量。干姜10~20g；赤石脂10~20g，不宜与肉桂同用。

【临床应用要点】

《神农本草经》中干姜与生姜的功效已分开论述，并且现代生姜与干姜的培育方法大不相同，故其中性味应亦有差异，使干姜与生姜不可混同，此差异主要体现在生姜走表、干姜走里。若遇冷痢之证，干姜可效，生姜恐无。此条文虽仅示"下冷，脐下搅痛"之证，但因其位于"冷痢"一篇，故可知患者亦应有下利之症。在现代药理研究中，赤石脂属于"吸附性止泻药"，尤其是作为散剂、丸剂时，进入肠道会吸收大量水分，大便中的水分减少以达到止泻效果。此方将二药制为蜜丸，不入汤剂，即有令其泻止之意。

【类方荟萃】

1.桃花汤(《伤寒论》)

　　组成：赤石脂一斤（一半全用、一半筛末），干姜一两，
　　　　　粳米一升。

　　功效：治少阴病下利脓血者。

2.无名方(《本草衍义》)

　　组成：赤石脂、干姜各一两，胡椒半两。同为末，醋和丸
　　　　　梧子大。

　　功效：治大肠寒滑，小便精出。

3.无名方(《太平圣惠方》)

　　组成：赤石脂一两，白芍一两，干姜一两（炮裂，锉）。

　　功效：治妇人久赤白带下。

（李尚瑾）

黄连　生姜

《备急千金要方·卷第十五下》冷痢第八说："治卒下痢汤方，黄连五两，生姜一斤，上二味㕮咀，以水五升煮取一升，顿服。未止，更合服，必定。"

【单味药效】

黄连功效见前文（大青　黄连）。

生姜功效见前文（生地黄　生姜）。

【配伍功效】

方中寒热药同用，黄连燥湿止痢，生姜温胃散寒，亦可止痢。两药相伍，用生姜之热性可消除脾胃之寒；用黄连之苦味，达到收涩大肠，止痢的效果。如此一来，寒痢可平矣。

【主治病症】

主治猝发寒证泄泻。

【参考用量】

黄连10~20g，生姜30~60g。

【临床应用要点】

此条位于"冷痢"一篇，故即使条文较简，亦知此方应为寒证而设，并非热证。黄连与生姜均为黄色，并归中土。黄连因其味苦，能泻大肠之火，能燥大肠之湿，能泻火存阴，故可以止痢，但其性寒，故又配伍性热之生姜以"去其气，取其味"。黄连在此方中用量较大，以求"顿服"便平之效；生姜为黄连用量三倍之多，故生姜为此方主药，量少则疗效锐减，或立方之义已经改变。

【类方荟萃】

生姜泻心汤（《伤寒论》）

组成：生姜四两，甘草三两，人参三两，黄芩三两，干姜
一两，黄连一两，半夏半升，大枣十二枚。

功效：治伤寒发汗后，胃中不和，心下痞坚，干噫食臭，
胁下有水气，腹中雷鸣。

（李尚瑾）

豆豉 紫苏

《备急千金要方·卷第十五下》冷痢第八说："治下后烦气暴上，香苏汤方，香豉五两，生苏一把（冬用苏子三两）。上二味，以水五升煮取二升，顿服之。"

【单味药效】

豆豉功效见前文（葱白 豆豉）。

《名医别录·中品》说："苏，味辛，温。主下气，除寒中，其子尤良。"《药性论·卷第四》说："紫苏子，无毒。主上气咳逆，治冷气及腰脚中湿风结气。"《药性论·卷第四》说："紫苏叶，可生食，与一切鱼肉作羹，良。"紫苏味辛，性温，归肺、脾二经。因其味辛能散，归于肺经，又性温，故可作为解表药以解太阳之寒，可用治风寒感冒、咳嗽呕恶之症；又因其味辛能行，归于脾经，可治脾胃气滞、妊娠呕吐之症。另外，紫苏亦可安胎，又能解鱼蟹之毒。紫苏子为紫苏的果实，归肺经，质沉降，同紫苏均有降气消痰之功。

【配伍功效】

豆豉性凉，味辛、苦，故可散、可泄，既能透散外邪以解表，又能宣散邪热以除烦；紫苏性温，味辛故能行、能降，既能温中，又可降气。两药相伍，可取凉药与温药并用之意——以凉清上，以温调中。其不仅可达"止上"之力，使上乱气机得顺；又可有"止下"之功，温中使冷痢得止。

【主治病症】

主治冷痢之后，烦气暴上。

【参考用量】

紫苏6~15g（冬用紫苏子6~15g），豆豉10~25g。

【临床应用要点】

此病患者先有"下"（冷痢），后有"烦气暴上"（心中气上而烦）。病人下痢之后，中焦大寒，此时龙雷之火上浮，发则心烦。此烦为热郁胸膈之"虚烦"，与水热互结、燥屎阻滞肠道等"实烦"须相鉴别，用药可选淡豆豉以清宣郁热除烦。紫苏为一年生草本植物，冬天时紫苏叶已凋谢，在当时药物不便保存的年代，冬季时使用紫苏子更为便捷。此法亦为顺应天时之用药佳法。

【类方荟萃】

香苏葱豉汤(《重订通俗伤寒论》)

组成：淡香豉四钱，紫苏钱半至三钱，制香附二钱，新会陈皮二钱，鲜葱白三枚，清炙草八分。

功效：理气发汗。治妊娠伤寒，恶寒发热，头痛鼻塞，无汗脉浮。

（李尚瑾）

火麻仁　黑芝麻

《备急千金要方·卷第十五下》痔湿痢第九说："治痔痢不止，又方，大麻子、胡麻各一升半。上二味并熬令黄，以三升瓦瓶泥表上，厚一寸，待泥干，内大麻等令满，以四五枚苇管插口中，密泥之，掘地作灶。倒立灶口，底着瓦器承之，密填灶孔中，地平聚炭瓶四面，着㸑爇之，日没放火烧之，至明旦开取，适寒温，灌痔湿者下部中一合，寻觉咽中有药气者为佳。亦不得过多，多则伤人。隔日一灌之，重者再三灌之，旦起灌至日夕，极觉体中乏力，勿怪也。非但治痔湿，凡百异同疮疥癣，并洗涂之。"

【单味药效】

《神农本草经·中品》说："麻子，味甘，平，无毒。主补中益气，久服肥健，不老。"《名医别录·上品》说："麻子，无毒。主治中风汗出，逐水，利小便，破积血，复血脉，乳妇产后余疾，长发，可为沐药。"麻子即火麻仁，味甘，性平，归脾、胃、大肠经。因其属植物的种子，富含油脂，味甘质润，能润滑大便，促使排便，适用于老人、产妇、体弱等因津血不足所导致的肠燥便秘者。在《神农本草经》中，记载其为"上品"药物，可"补中益气"，有补益之功。

《神农本草经·上品》说："胡麻，味甘，平，无毒。治伤中虚羸，补五内，益气力，长肌肉，填髓脑。久服轻身，不老。"《名医别录·上品》说："胡麻，无毒。坚筋骨，治金创，止痛及伤寒温疟，大吐后虚热羸困。久服明耳目，耐饥，延年。以作油，微寒。利大肠，胞衣不落。生者摩疮肿，生秃发。"胡麻即黑芝麻，味甘，性平，归肝、肾、大肠经。在《神农本草经》中，其被归为上品药，可益精养血，用于精亏血虚、肝肾不足所致头晕眼花、须发早白，四肢无力等症。其亦为植物的种子，富含油脂，能润肠通便，适用于精亏血虚的肠燥便秘，其外用时还可治疗疮疡痛痒及诸虫咬伤。

【配伍功效】

火麻仁和黑芝麻同属润下药，均为植物的成熟种子，富含油脂。两药相伍，可润肠通便，塞结大便得以润下，旁流之结得以畅通。

【主治病症】

1.痢湿下痢不止。

2.各种皮肤疮疥癣病。

【参考用量】

灌肠或外洗、外涂，火麻仁、黑芝麻等体积称量。

【临床应用要点】

痢痢一病继发于痢积，表现为下痢，多由饮食不节，中焦食滞导致，此时大便多呈清水，为热结旁流之象。如何治疗？正须"急下之"。此药外用之前需先烘焙——将药物盛与泥器中，后将泥器埋于地下，此法承于"阴气"；再以火在日落之后、日出之前烧之，又承"阴中之阳"；而痢痢一疾，也正是于"阴"位中发于"阳"病。孙真人实在考虑周翔而巧妙，以药味之"阴中之阳"，感于病之"阴中之阳"，正是"同气相求"。至于用药，此药并非内服，只是外用——"灌痢湿者下部中一合"。文中"灌"字，非洗也，正是较早的灌肠法。而长时间烘焙的过程正可以起到一定消毒灭菌的作用。在用药时，可适当追求中病反应——"寻觉咽中有药气为佳"。因"六腑以通为用"，所以痢痢患者在大便通畅时，六腑即通畅，末端之用药可在六腑初始一端感受到，实是巧妙甚哉！

（李尚瑾）

薤白　豆豉

《备急千金要方·卷第十五下》小儿痢第十说："治小儿赤白滞下方，薤白一把，豉一升。上二味，以水三升煮取二升，分三服。"

【单味药效】

《神农本草经·中品》说："薤，味辛，温，无毒。主治金创创败，轻身，不饥，耐老。"《名医别录·中品》说："薤，味苦，无毒。归骨，菜芝也。除寒热，去水气，温中，散结，利病患。诸疮中风寒水肿以涂之。"薤白性温，味辛、苦，归肺、心、胃、大肠经。其作用于上焦，因其辛散苦降之性，可温通滑利，散阴寒之凝滞，行胸阳之壅结，为治疗胸痹证的要药，即"心病宜食薤"。其作用与中焦，又能通调胃肠气机，消胀止痛，可用于治疗胸腹胀满、泻痢后重者。

豆豉功效见前文（葱白　豆豉）。

【配伍功效】

薤白性温，可固护小儿中焦胃气；豆豉性凉，可清泄小儿胃肠实热。因薤白辛苦之味，不仅可使中焦气机重新调畅，又可涤荡阴邪从肠道而出。两药相伍，泄利得止，湿热得清。

【主治病症】

主治小儿下痢赤白。

【参考用量】

薤白5~10g，豆豉5~10g。

【临床应用要点】

小儿赤白下痢，为湿热下注所致，多为湿热郁蒸，化为赤白痢疾。此时用轻微寒凉药以清之，使热邪得泄即止后服，绝不可伤正败胃！配伍温药薤白，亦求减轻豆豉对中焦胃气的伤害。小儿病者，但求护住中焦胃气，则生生不息，病定向愈。小儿用药，量需轻灵，不可过量，正因小儿脏气清灵，易趋康复。

【类方荟萃】

1.豉薤汤(《外台秘要》卷二，张文仲引陶氏方)

　　组成：豉一升，栀子十四枚，薤白一把。

　　功效：主治温毒下利。

2.豉薤汤(《外台秘要》卷二，引范汪方)

　　组成：豉一升(绵裹)，薤白一把。

　　功效：主治伤寒暴下及滞利腹痛。

（李尚瑾）

卷十五　胃腑方

芦根　白茅根

《备急千金要方·卷第十六》反胃第四说："治胃反，食即吐出，上气方，芦根、茅根各二两，细切。上二味，以水四升煮取二升，顿服之，得下良。"

【单味药效】

《名医别录·下品》说："芦根，味甘，寒。主治消渴，客热，止小便利。"《药性论·草木类卷第二》说："芦根，使，无毒。能解大热，开胃，治噎哕不止。"芦根性寒，味甘，归于肺、胃二经。寒能清热，甘能生津润燥。归于肺经，可"解大热""治消渴，客热"，其可清气分热，可退热除烦，止渴生津；又可祛痰排脓，可用于肺热咳嗽痰多或肺痈咳吐脓痰。归于胃经，可"开胃，治噎哕不止"，用于胃热口渴、呃逆之证。另外，芦根茎干中通，由取象比类可知，此药略有利尿功效，可用于治疗湿热淋证、湿热水肿、小便短赤等。

茅根即白茅根，功效见前文（白茅根　小蓟根）。

【配伍功效】

芦根与白茅根同属性寒，"热者寒之"，故两药均作用于热证者；两药同时归肺、胃二经，可治胃中属热证者；两药同为中空茎，可有通畅中焦，通降胃气之效。故两药相伍，可治疗胃反呕吐属热证者。

【主治病症】

主治热证呕吐，食入即吐，上气呃逆。

【参考用量】

芦根10~25g，白茅根10~25g，二药等量。

【临床应用要点】

患者本病为"胃反"，属胃气上逆甚，中气为虚，但仍用芦根、白茅根之寒品，正是因胃反属热证，足以见"有是证，用是方"之法。但用药前必须辨证准确，虚寒证一定忌用，否则寒药伤阳，逼邪内伏，虽言治病，实则杀人矣。此病"胃反"属胃气上逆，故用药须将逆返之气潜下，"顿服"正是欲加强下潜之功。以何知药力已达，中气已下？"得下良"便为最好指征，表明此病已治得"本"，难再复发矣。

【类方荟萃】

芦根汤(《伤寒总病论》)

组成：生芦根、生茅根、赤茯苓、子芩、麦门冬、甘草、生姜各一分，小麦、糯米各两百粒。

功效：发汗解表，主一切风寒感冒。主治小儿伤寒后，胃中有热，烦闷不食，致日晚潮热颊赤，躁乱呕吐。

（李尚瑾）

神曲　生地黄

《备急千金要方·卷第十六》反胃第四说:"治醋咽方,曲末一斤,地黄三斤。上二味合捣,日干,酒服三方寸匕,日三服。"

【单味药效】

《嘉祐本草辑复本·米部卷第十九》说:"曲,味甘,大暖。疗脏腑中风气,调中下气,开胃消宿食,主霍乱心膈气痰逆,除烦破癥结及补虚去冷气,除肠胃中塞不下食,令人有颜色。"曲,指神曲,为大量面粉、麦麸与适量鲜辣蓼、鲜青蒿、杏仁、赤小豆粉和鲜苍耳混合后经发酵而成的加工品。其性温,其味甘、辛,归脾、胃经。能消食和中,行脾胃之积滞,对饮食积滞证常用。

地黄功效见前文(生地黄　生姜)。

【配伍功效】

神曲之温性及其发酵之性可消脾胃积滞,除胃囊之壅塞;生地黄之甘寒可降胃中之火。两药相伍,胃滞既除,邪热既清,酸自平矣。

【主治病症】

主治反酸,属胃中热者。

【参考用量】

神曲5~10g,生地黄15~30g,白酒5~10mL。

【临床应用要点】

本方名为"醋咽方",并非以醋送服药末,而是胃中反酸后,上至食管,使人似有吞醋的烧灼感。此方将药研为粉末后,用酒送服,可"行药势"——因酒之性上行,故可使药更多的停留于胃脘部以上,使药味更好地发挥作用。另外,此方药性苦寒,虚寒证不宜,脾虚便溏者尤应忌用。

(李尚瑾)

干姜　食茱萸

《备急千金要方·卷第十六》反胃第四说:"治食后吐酸水,治中散方,干姜、食茱萸各二两。上二味治下筛,酒服方寸匕,日二。胃冷服之立验。"

【单味药效】

干姜功效见前文(干姜　乌贼骨)。

《备急千金要方·卷第二十六》菜蔬第三说:"食茱萸 味辛苦大温,无毒。九月采。停陈久者良。其子闭口者有毒,不任用。止痛下气,除咳逆,去五脏中寒冷,温中,诸冷实不消。"食茱萸在《备急千金要方》于食治篇中出现,为药食两用之品。作为食物,它是香辛料的一种,其与花椒、姜并称为"三香";作为药物,其辛苦之味与大温之性,可以有温中、燥湿、杀虫、止痛之功。

【配伍功效】

干姜可"温中",主治"咳逆上气";食茱萸亦可"去五脏中寒冷,温中,诸冷实不消"。此二药均可祛除内寒,两药相伍,则属寒证的中焦气逆反酸之证立可除矣。本方研磨后应用酒送服,《名医别录》载酒为"味苦、甘、辛,大热。主行药势,杀邪恶气"之品,不仅可行药势,亦有消胃中寒邪之功。

【主治病症】

主治胃寒,食后反酸者。

【参考用量】

干姜15~25g,食茱萸15~25g。

【临床应用要点】

此方治在中焦，故取名"治中散"。笔者在临床上，每遇患者脾胃虚寒兼有反酸者，应用此方效验颇佳，若药房暂时没有置备，可用小量吴茱萸代替。吴茱萸一药，口感极辛极苦，故临床使用时常从较小剂量开始使用（笔者临床上多从5g起用），否则大量使用后，苦药常使患者拒之，药力将难达难进矣；吴茱萸辛热燥烈，易耗气动火，故亦需中病即止，不宜多服、久服。阳明主降，然寒邪犯胃后，胃气不降反升；热邪犯胃亦可使胃气上反，但与此方所示治法不同。本方干姜、吴茱萸均为大辛、大热之药，绝不可用于热证之反酸，孙思邈在此条文中亦有明示："胃冷服之验。"若为热证反哕之证，仲景之橘皮竹茹汤、麦门冬汤或可试之。

【类方荟萃】

干姜散（《医心方》卷九引《效验方》）

组成：食茱萸一两，干姜一两，白术一两，甘草一两。

功效：治胃冷，食后吐醋水，洗洗如醋浆，食羹即剧。

（李尚瑾）

陈皮　生姜

《备急千金要方·卷第十六》呕吐哕逆第五说："治干呕哕，若手足厥冷者，橘皮汤方，橘皮四两，生姜半斤。上二味㕮咀，以水七升煮取三升，分三服。不止，更合服之。"

【单味药效】

《神农本草经·上品》说："橘柚，一名橘皮。味辛，温，无毒。主胸中瘕热，逆气，利水谷。久服去臭，下气，通神明。"《名医别录·上品》说："橘柚，无毒。主下气，止呕咳，除膀胱留热，下停水，五淋，利小便，治脾不能消谷，气冲胸中，吐逆，霍乱，止泄，去寸白。久服轻身长年。"陈皮味辛、苦，性温，归脾、肺经。因其辛香走窜，温通苦燥，入脾胃经，有行气，除胀，燥湿之功，可治疗脘腹胀满，尤适于寒湿阻滞中焦之证；其味苦，可降逆，为治疗呃逆、呕吐之佳品。入于肺经，可燥湿化痰，理气宽胸，又能通痹而止胸中之痛。

生姜功效见前文（生地黄　生姜）。

【配伍功效】

陈皮入与脾经，温可祛脾胃之寒，苦可降上逆之气；生姜亦归脾、胃二经，辛散温通，可温中散寒，又可和中降逆，被誉为"呕家圣药"。两药相伍，呕哕可止，胃寒可消，中焦复运，四肢厥逆亦可除也。

【主治病症】

主治干呕、哕逆，伴手足厥冷。

【参考用量】

陈皮10~15g，生姜20~30g。

【临床应用要点】

此病之发病可急可缓，急症起因多为食入大量生冷寒凉之品，属寒邪直中；缓症多由长期脾胃功能较差，属脾阳不足，此时患者轻者哕逆，重者干呕。而手足之厥，正是因于中焦寒闭所致。若将脾胃寒邪祛除，则气血新生复运周身，手足厥冷不再，又可变温。若是在家中遇到此症，可用陈皮、生姜熬水温饮频服。药材易取，治疗简便，在家即可收到较好疗效。

【类方荟萃】

1. 姜橘饮（《魏氏家藏方》）

组成：陈皮四两（去白），生姜二两（去皮）。

功效：主治疟疾；呕吐干哕，四肢厥冷。

2. 橘枳姜汤（《金匮要略》）

组成：橘皮一斤，枳实三两，生姜半斤。

功效：胸中气塞，短气。

（李尚瑾）

半夏 干姜

《备急千金要方·卷第十六》呕吐哕逆第五说："治干呕吐逆，吐涎沫出者方，半夏、干姜各等分。上二味㕮咀，以浆水一升半，煮取七合，顿服之，日三。"

【单味药效】

《神农本草经·下品》说："半夏，味辛，平，有毒。治伤寒，寒热，心下坚，下气，喉咽肿痛，头眩，胸胀，咳逆，肠鸣，止汗。"《名医别录·下品》说："半夏，生微寒、熟温，有毒。主消心腹胸中膈痰热满结，咳嗽上气，心下急痛坚痞，时气呕逆，消痈肿，胎堕，治萎黄，悦泽面目。生令人吐，熟令人下。用之汤洗，令滑尽。"生半夏性温，味辛，有毒，归肺、脾、胃经。归于上焦，则可化痰湿诸证，如头眩、胸胀、咳逆、梅核气等；归于中焦，则可降上逆胃气，具有良好的止呕功效，为止呕要药。此外，还可用于消肌肤经络间痰湿，如瘰疬、痰核，又可清热解毒，用于痈疽、毒蛇咬伤等。

干姜功效见前文（干姜 乌贼骨）。

【配伍功效】

半夏辛温，可温化中焦寒痰，而平降上逆胃气；干姜大辛大热，可温化脾胃寒饮，温散中焦寒邪。半夏常与生姜相伍，相使而相畏，使止呕之力增、半夏之毒减。此处将生姜换成干姜，更增温中焦之力，使呕吐得降，涎沫得化。

【主治病症】

主治干呕吐逆，吐涎沫。

【参考用量】

半夏内服一般炮制后使用，3~9g，不宜与川乌、制川乌、

草乌、制草乌、附子同用，生品内服宜慎；干姜3~9g。二药
等量。

【临床应用要点】

半夏、生姜均为"呕家圣药"，两药相伍便为最佳的止呕
药对。然由"吐涎沫"一句，看到吐出者为清稀涎沫，可知患
者中焦寒虚之甚，故此处以干姜易生姜，使温中之力大增，不
仅止呕，更可温中。此时患者仅有呕逆症状，体现为"太阴
病"病位。若患者还伴有头痛或胸满，此或属肝胃虚寒，可考
虑"吴茱萸汤"方证。另外使用时一般使用制半夏（清半夏、
法半夏或姜半夏），因半夏中有毒成分难溶于水，故通过长时
间加热或用白矾等炮制之后，其毒性可以减低或消除。

【类方荟萃】

1.干姜人参半夏丸(《金匮要略》)

　　组成：干姜一两，人参一两，半夏二两。

　　功效：治妊娠呕吐不止。

2.止逆汤(《传信适用方》)

　　组成：川干姜（炮）二两，甘草（炙赤色）一两。

　　功效：治头目眩晕吐逆。

3.吴茱萸汤(《伤寒论》)

　　组成：吴茱萸（洗）一升，人参三两，生姜六两，大枣
　　　　　十二枚。

　　功效：主治干呕、吐涎沫，头痛、胸满。

（李尚瑾）

大黄　甘草

《备急千金要方·卷第十六》呕吐哕逆第五说："治食已吐其食方，大黄四两，甘草二两。上二味㕮咀，以水三升煮取一升半，分再服。"

【单味药效】

大黄功效见前文（大黄　葶苈子）。

甘草功效见前文（牛膝　甘草）。

【配伍功效】

大黄苦寒通降，可泄热通腑，推陈致新，故可荡涤肠胃实热以顺承腑气；甘草味甘缓，可平攻下之峻猛。两药相伍，胃中积热或积食可去，胃气调和，逆气不犯，呕吐可止。

【主治病症】

主治食已即吐。

【参考用量】

大黄4~20g，用于泻下不宜久煎，孕妇及月经期、哺乳期慎用；甘草2~10g，不宜与海藻、京大戟、红大戟、甘遂、芫花同用。二药比例为2∶1。

【临床应用要点】

原文中此方仅"以水三升煮取一升半"，不可久煎。因入煎剂煎煮时间过长，大黄的通下作用逐渐减弱，故欲"荡涤肠胃"时，宜后下或短煎大黄，只取其气，不取其味。与前方半夏干姜散不同，此证"食已即吐"属胃肠实热之证，临床常兼有胃脘灼热疼痛、口干口苦、大便干结、小便短赤，舌红、苔黄少津，脉滑有力等症。而须与其相鉴别的为虚寒胃反之证，

《金匮要略·呕吐哕下利病脉证治》记载其表现为"朝食暮吐，暮食朝吐，宿谷不化"，此证属胃中虚寒，不能运化水谷，可用大半夏汤治之。一寒一热，不可混淆。

【类方荟萃】

1.大黄甘草汤(《金匮要略》)

组成：大黄四两，甘草一两。

功效：治食已即吐。

2.大黄甘草汤(《圣济总录》)

组成：大黄(锉，炒)半两，甘草(炙)半两。

功效：治水黄；面目俱青，狂言妄语，语声不出。

（李尚瑾）

蜀椒　豆豉

《备急千金要方·卷第十六》痼冷积热第八说："治积年冷病方，蜀椒二两，香豉一升。上二味，捣椒为末，和豉更捣三千杵，酒服如弹丸大七丸，日一服，食前服。"

【单味药效】

蜀椒功效见前文（蜀椒　桂心）。

豆豉功效见前文（葱白　豆豉）。

【配伍功效】

蜀椒以其辛温之性归脾、胃经，可温中散寒，对于陈年腹中冷积具有较好疗效；豆豉性凉，味辛、苦，归肺、胃经，可宣散上焦、中焦浮热。两药相伍，中焦寒气可去，而温热之药不使上火；若本有浮火，还可有将此浮火清散之功。

【主治病症】

主治多年腹中寒冷，或伴虚热上浮之证。

【参考用量】

蜀椒3~6g，豆豉15~30g。

【临床应用要点】

陈年的腹中痼寒，使人体阴阳处于严重的偏颇之中——阴为盛，阳为衰。故此时需用辛温之品以温腹中之阳，使阴寒去、阳热还。阴寒盛甚时，或可格阳在外，此时虚阳上浮，表现为上焦一派热象，此为上热下寒之证。故此方用花椒以温胃散寒，同时配伍淡豆豉，以轻宣上焦虚热。此药须和酒服用，以酒不仅可行药势，更可祛除胃中寒邪之故。此药亦须食前服用，使药力直接下达，作用于中焦之寒。

【类方荟萃】

1.立安丸(《普济方》)

　　组成：川椒、淡豆豉各七十粒，巴豆（去壳油）、斑蝥（去翅）各六个。

　　功效：主治小肠气攻腹作疼。

2.豉汤(《圣济总录》)

　　组成：豉三升，蜀椒一升（生用），生姜（和皮，锉）二斤。

　　功效：脚气缓弱，疼痹肿满。

（李尚瑾）

卷十六　肺脏方

生姜　小麦

《备急千金要方·卷第十七》积气第五说："下气方，生姜五两，小麦一升。上二味，以水七升煮取一升，顿服。"

【单味药效】

生姜功效见前文（生地黄　生姜）。

小麦功效见前文（车前草　小麦）。

【配伍功效】

生姜其性主降，又称"呕家圣药"，故此药可导气下行，如遇胃中积气、肠中积气，用生姜则可下之；小麦可养肝气，肝气得顺，则人体之气周流循环，生生不息，气机条达，积气可下。两药相伍，可将人体之气机理顺，壅塞之气可被通下，故此方名为"下气方"。

【主治病症】

主治胸中、胃中、肠中等部位积气不下。

【参考用量】

生姜25~70g，小麦90~120g。

【临床应用要点】

小麦和浮小麦应尽量区别用药。浮小麦为小麦未成熟的颖果，扬场后干瘦轻浮的麦粒即称浮小麦。浮小麦性凉，味涩、甘，归心经。"汗为心之液"，因其性凉，现代医家多用此药来止自汗、盗汗。笔者在临床中，因不便使用小麦，故常用浮小麦代替小麦一药。若能直接使用小麦，疗效更佳。笔者在临床使用时，常大剂量应用至90~120g，因其为食物，性味平和，故即使大剂量使用也较安全。

【类方荟萃】

1.小麦汤(《备急千金要方》)

组成：小麦一升，人参、厚朴各四两，甘草一两，生姜汁三合，青竹茹二两半，茯苓三两。

功效：治呕吐不止。

2.竹叶汤(《备急千金要方》)

组成：生淡竹叶、麦门冬各一升，甘草二两，生姜、茯苓各三两，大枣十四枚，小麦五合。

功效：治产后心中烦闷不解。

（李尚瑾）

紫苏　大枣

《备急千金要方·卷第十七》积气第五说："下气，又方，紫苏茎叶（切）一升，大枣二七枚。上二味，以酒三升煮取一升半，分再服，水煮亦得。一方加橘皮半两（《肘后方》无枣，用橘皮）。"

【单味药效】

紫苏功效见前文（豆豉　紫苏）

大枣功效见前文（麦冬　大枣）。

【配伍功效】

紫苏叶长于解表，亦有行气作用，紫苏梗主行气滞，但力量不及紫苏叶，茎叶合用，使药物可有发表之力，但更有行气之功；大枣主补中焦之虚，以求从中焦拨动人体五行，胸中积气则可顺势而下矣。若又加陈皮，则行气之力更甚，使积气下行又更易矣。

【主治病症】

主治胸中积气不下。

【参考用量】

紫苏15~20g，大枣30~35g。

【临床应用要点】

清代御医黄元御认为人体中气机的升降出入正可由木、火、金、水来体现，而其中的玄机正是由于土行在"中"作为阴阳升降的枢轴。若人体气机不顺，医者可顺势助其升或降，但更高明的是调整气机的枢轴——即人体的"中"，脾与胃。故方中重用大枣固护中气，使气机的枢轴得以顺畅，再稍辅以行气之药，则积气即可顺势而下了。因枣皮较硬难煎，张仲景于《伤寒杂病论》中每用大枣时，均需"擘"之，故笔者在临床使用大枣时，均要求患者将大枣剪为四瓣，以求药性充分煎出。

【类方荟萃】

紫苏饮（《外台秘要》卷九引《延年方》）

　　组成：紫苏二两，贝母二两，紫菀一两，麦门冬一两（去心），大枣五枚（擘），葶苈子一两（熬令黄，别捣），甘草一两（炙）。

　　功效：治咳嗽短气，唾涕稠，喘乏，风虚损烦，发无时者。

（李尚瑾）

桃白皮　芫花

《备急千金要方·卷第十七》肺虚实第二说："治肺热闷不止，胸中喘急惊悸，客热来去，欲死不堪，服药泄胸中喘气方，桃皮、芫花各一升。上二味㕮咀，以水四斗煮取一斗五升，去滓，以故布手巾内汁中，薄胸温四肢，不盈数日即歇。"

【单味药效】

桃皮功效见前文（吴茱萸根白皮　桃白皮）。

《神农本草经·下品》说："味辛，温，有小毒。治咳逆上气，喉鸣，喘，咽肿，短气，蛊毒，鬼疟，疝瘕，痈肿，杀虫鱼。"《名医别录·中品》说："芫花，味苦，微温，有小毒。消胸中痰水，喜唾，水肿，五水在五脏皮肤，及腰痛，下寒毒肉毒。久服令人虚。"芫花，辛、苦，温，有毒，归肺、肾、脾经，能泻水逐饮，祛痰止咳，可用于身面浮肿、大腹水肿、胸胁积液等症。芫花泻水逐饮功效与甘遂、大戟相似，而以泻胸胁水饮见长，并能祛痰止咳，如《补缺肘后方》以芫花与大枣同煮，食枣，治卒得咳嗽。芫花外用有杀虫疗疮之功，用于头疮、白秃、顽癣，可单用研末，或与雄黄共研细末，猪脂调膏外涂。

【配伍功效】

因桃皮味苦可以泄热，故可治肺热、治疗胸中客热来去；孙思邈曾单用桃皮一味药治疗"胸中上气"，故知其可平胸中气逆。芫花主治咳逆上气，亦有降气之功。两药相伍，胸中之热可泄，喘急之气可平。

【主治病症】

主治胸中热闷、喘急、惊悸、客热来去，欲死不堪。

【参考用量】

外用，桃白皮10~20g，芫花6~10g，二药等体积取用。

【临床应用要点】

此方为外用之药，非内服之品，此须谨识。虽条文中有㕮咀及煎煮过程，但此药液不为内服之药，而是只需将毛巾蘸满药液，将其温敷于胸口及四肢即可。此为外敷之法，恐因内服效力过强，药过而伤正，故由外敷方式吸取药液，使药力直达病所而不致太过。此方敷用后，"不盈数日即歇"，说明其起效还是需要一个过程，不可着急易方，还需守住此法才能治好疾病。

【类方荟萃】

治气方（《备急千金要方》）

组成：桃皮二斤去黄者。

功效：治胸中上气。

（李尚瑾）

枸杞叶　生姜

《备急千金要方·卷第十七下》积气第五说："治乏气方。枸杞叶、生姜各二两。上二味㕮咀，以水三升煮取一升，顿服。"

【单味药效】

《备急千金要方·卷第二十六》菜蔬第三说："枸杞叶，味苦，平、涩，无毒。补虚羸，益精髓。谚云：去家千里勿食萝摩、枸杞。此则言强阳道滋阴气速疾也。"枸杞叶味苦，性平、涩，可补虚劳不足，填益精髓。现在临床多用其以壮阳气、兴阳事。

生姜功效见前文（生地黄　生姜）。

【配伍功效】

生姜归脾胃经，作用于"气血生化之源"，可促进气的生成与转化；枸杞叶可补虚劳不足之气。两药相伍，不仅可直接补气，更作用于生气之源头——脾胃，改善身体本来的化气机能，"乏气"便可除了。

【主治病症】

主治胸中气不足、短气。

【参考用量】

枸杞叶20~40g，生姜20~40g。二药等量。

【临床应用要点】

欲治气之不足，可有两种方式：一为"授之以鱼"，直接服用"补气药"，如此方中的枸杞叶，或服用党参、黄芪之辈；二为"授之以渔"，直接改善脾胃功能，则气血生化可生生不息。李东垣名方当归补血汤亦于此方异曲同工——如欲补血，可直接服用补血药，如当归，但更重要的是"授之以渔"，将气补足，故用大量黄芪。

【类方荟萃】

枸杞叶粥（《传信方》）

　　组成：鲜枸杞叶、糯米、白糖。

　　功效：补虚益精，清热明目。

（李尚瑾）

甘草　干姜

《备急千金要方·卷十七》肺痿第六说："治肺痿多涎唾，小便数，肺中冷，必眩，不渴不咳，上虚，其下不能制溲，甘草干姜汤以温其脏，服汤已，小温覆之，若渴者属消渴，法甘草干姜汤方，甘草四两，干姜二两。上二味㕮咀，以水三升煮取一升半，去滓，分二服。（《集验》《肘后备急方》有大枣十二枚。）"

【单味药效】

甘草功效见前文（牛膝　甘草）。

干姜功效见前文（干姜　乌贼骨）。

【配伍功效】

甘草缓中补虚，益气补肺；干姜温肺散寒，化痰散饮。两药相配伍，辛甘化阳，常用于治疗肺痿吐涎沫的肺虚寒证。

【主治病症】

1.肺痿吐涎沫。

2.阳气不足，四肢厥逆。

3.胃气虚寒之胃痛、便溏等诸症。

【参考用量】

甘草6~20g，不宜与海藻、京大戟、红大戟、甘遂、芫花同用；干姜3~10g。二药比例为2∶1。

【临床应用要点】

笔者体会到，甘草干姜汤中所用干姜，有干姜和炮干姜的不同。不经炮制的干姜力猛，纯阳无阴，主治病势较重的阳虚之证，炮姜除具原有的辛温之性外，以其炮黑之后略具苦味，合甘草有苦甘化阴之效，有阴阳并补之功。故在治疗肺虚寒时，遵循《金匮要略》所用甘草干姜汤法，当用炮姜；而治疗四肢厥逆、胃气虚寒等证候时，则遵循《伤寒论》所用甘草干姜汤法，以温阳为主，用未经炮制的干姜。

【类方荟萃】

1.理中汤(《伤寒论》)

　　组成：人参、甘草(炙)、白术、干姜各三两。

　　功效：温中祛寒，补气健脾，主治脾胃虚寒、自利不渴、中寒、霍乱等。

2.四逆汤(《伤寒论》)

　　组成：甘草二两(炙)，干姜一两半，附子一枚(生用，去皮，破八片)。

　　功效：温中祛寒，回阳救逆，症见冷汗淋漓、四肢厥逆、下利清谷、脉微欲绝等。

（李安琪　但文超）

桔梗　甘草

《备急千金要方·卷十七》肺痈第七说："治咳，胸中满而振寒，脉数，咽干而不渴，时时出浊唾腥臭，久久吐脓如米粥，是为肺痈，桔梗汤方，桔梗三两（《集验》用二两，《古今录验》用一枚），甘草二两（一方有款冬花一两半）。上二味㕮咀，以水三升煮取一升，去滓，分二服，必吐脓血也。"

【单味药效】

《神农本草经·中品》说："桔梗，味辛，微温，有小毒。治胸胁痛如刀刺，腹满，肠鸣幽幽，惊恐悸气。"《名医别录·中品》说："桔梗，味苦，有小毒。主利五脏肠胃，补血气，除寒热风痹，温中，消谷，治喉咽痛，下蛊毒。"桔梗味苦、辛，性平，归肺经，宣肺利咽，祛痰排脓。用于咳嗽痰多，胸闷不畅，咽喉肿痛，喑哑，肺痈吐脓，疮疡脓成不溃。

甘草功效见前文（牛膝　甘草）。

【配伍功效】

方中生桔梗宣肺利咽；甘草清热解毒。两药相伍，一清一宣，宣肺止咳，祛痰排脓，利咽止痛。

【主治病症】

1.肺痈。

2.咽痛。

【参考用量】

桔梗3~10g；生甘草3~15g，不宜与海藻、京大戟、红大戟、甘遂、芫花同用。

【临床应用要点】

此方最早出现于《伤寒杂病论》，其桔梗与甘草用量比例为1:2，笔者在临床中体会到，严格遵循此比例，往往可取得较好的临床疗效。再者，桔梗宣肺利咽喉，祛痰排脓，生甘草补脾益气，清热生津。两药共用，多治疗阴中伏热，热邪结于咽喉，化为脓血之喉痹。笔者临床体会到，此证忌用苦寒直折之药，苦寒之药不仅不能清除热邪，反而使热邪深伏，反生变证。本方桔梗清宣透脓，甘草补脾益气，则热脓得以排出，构方虽小，用思却极巧妙。

【类方荟萃】

加味甘桔汤(《景岳全书》)

组成：桔梗八分，甘草一钱二分，牛蒡子、射干各六分，
　　　防风、玄参各四分。

功效：清热解毒，接风宣肺。主治风热上侵，咽喉肿痛。

（李安琪　但文超）

葶苈子　大枣

《备急千金要方·卷十七》肺痈第七说："治肺痈，喘不得卧，葶苈大枣泻肺汤方，葶苈三两（末之），大枣二十枚。上二味，先以水三升煮枣，取二升，去枣，内药一枣大，煎取七合，顿服令尽，三日服一剂，可服三四剂。"

【单味药效】

葶苈功效见前文（大黄　葶苈子）。

大枣功效见前文（麦冬　大枣）。

【配伍功效】

方中葶苈子入肺泄气，开结利水，使肺气通利，痰水俱下，则喘可平，肿可退；但又恐其性猛力峻，故佐以大枣之甘温安中而缓和药力，使驱邪而不伤正。

【主治病症】

1.肺痈喘不得卧。

2.支饮不得息。

【参考用量】

葶苈子3~15g，包煎；大枣3~15g。

【临床应用要点】

笔者在临床使用中体会到，使用本方时需严格遵从煎服法，即先煮大枣，去滓后，于枣汤中纳入葶苈子。大枣能补养脏气，顾护脾胃，与葶苈子合用，既能以甘味缓和葶苈子峻猛之性，泻肺而不伤正，又可培土利水，澄源截流，佐葶苈子利水消肿。两药相合，共同发挥泻肺平喘，利水消肿的作用。若无大枣佐制，则恐葶苈子泻肺太过而伤肺气，变证蜂起。此外，咳嗽气喘兼见短气腰痛、腰腿浮肿属肾不纳气，以及咳嗽气喘兼有溏泄腹胀、不思饮食属脾虚气滞者，不宜使用本方。

【类方荟萃】

紫苏饮（《景岳全书》）

组成：紫苏二两，贝母二两，紫菀一两，麦门冬一两，枣五枚，葶苈子一两，炙甘草一两。

功效：疗咳嗽短气，唾涕稠，喘乏，风虚损烦，发无时者，宜服此方。

（李安琪）

卷十七　大肠腑方

甘草　大枣

《备急千金要方·卷十八》咳嗽第五说："食饱而咳，温脾汤主之方，甘草四两，大枣二十枚。上二味㕮咀，以水五升煮取二升，分三服，温服之。若咽中痛，声鸣者，加干姜二两。"

【单味药效】

甘草功效见前文（牛膝　甘草）。

大枣功效见前文（麦冬　大枣）。

【配伍功效】

甘草味甘，走脾、胃经而可缓中补虚；大枣亦味甘，归脾、胃经而可用于中气不足。两药相须配伍，共奏补中益气，补养脾胃之效。

【主治病症】

主治脾胃虚弱而咳。

【参考用量】

甘草3~15g，不宜与海藻、京大戟、红大戟、甘遂、芫花同用；大枣3~15g。

【临床应用要点】

甘草为临床常用中药之一，《神农本草经》未记载甘草炮制方法，而此后的医书中关于甘草炮制方法的记载多达18种，如炒法、炙法、醋制、姜汁炒等。炮制理论主要有生甘草泻火，炙甘草补气；甘草梢止茎中痛，甘草节消肿毒；蜜炙健脾调胃，半炒和中补脾。需要注意的是，现代的炙甘草是25克蜂蜜和100克炙甘草制造的蜜制甘草，所以唐代以前的"炙甘草"（即用火烤干的甘草）用现代的生甘草更合适，具体应用时具体分析。在使用大枣时，需掰开来用，以使大枣之甘更好地融入汤药。

【类方荟萃】

桂枝汤（《伤寒论》）

　　组成：桂枝、芍药、生姜各三两，甘草二两，大枣
　　　　　十二枚。

　　功效：解表散寒，调和营卫，治疗太阳中风，内伤自汗
　　　　　等证。

（李安琪）

饴糖　皂荚

《备急千金要方·卷十八》咳嗽第五说："治咳嗽，胸胁支满，多唾上气，又方，白糖五合，皂荚末方寸匕。上二味先微暖糖令消，内皂荚末合和相得，先食服如小豆二丸。"

【单味药效】

有学者考证，唐代的白糖多指饴糖。《名医别录·上品》说："饴糖，味甘，微温。主补虚乏，止渴，去血。"饴糖味甘，微温，归脾、胃、肺经可补脾益气，用于治疗劳倦伤脾、食少便溏、气短乏力，如小建中汤，又可补虚，缓急止痛，用于喜温喜按、得食则减的虚寒腹痛，如大建中汤，还可以润肺止咳，用于干咳无痰、气短作喘的肺虚咳嗽。可以单用，也可以配伍杏仁、百部等止咳平喘药同用。此外单服本品，也可用于粘裹异物，如误吞稻芒、鱼骨等物。

《神农本草经·下品》说："皂荚，味辛、咸，温，有小毒。治风痹，死肌，邪气，风头，泪出，利九窍，杀鬼精物。"《名医别录·下品》说："皂荚，有小毒，主治腹胀满，消谷，破咳嗽囊结，妇人胞下落，明目，益精，可为沐药，不汤。"皂荚味辛、咸，性温，有小毒，归肺、大肠经，有祛痰平喘，豁痰开窍的作用，可用于痰涎壅滞，咳嗽喘促的实证，如皂荚丸，蜜丸如梧桐子大，再用枣膏送服，用于咳逆上气，时时吐浊唾，但坐不得眠；钓痰膏，用皂荚熬膏加醋煮半夏和明矾，合柿饼捣为丸，用于胸中痰结证，也可以用于猝然昏迷，癫痫痰盛，官窍阻闭等病症；如通关散，治猝然昏厥，不省人事，用本品同细辛研末，吹鼻取嚏。此外，熬膏涂疮肿，有消肿散结的功效。

【配伍功效】

方中皂荚入肺行气，豁痰开窍，使肺气通利，痰水俱散，则咳逆可平，浊唾可消；但又恐其性猛力峻，故佐以饴糖之甘微温安中而缓和药力，使驱邪而不伤正。

【主治病症】

1.咳逆上气。

2.吐唾浊沫。

【参考用量】

饴糖30~60g；皂荚1~1.5g，多入丸散，孕妇及咯血、吐血患者忌服。

【临床应用要点】

本方在临床使用时，应遵从原方煎服法。先将饴糖稍稍加热，等饴糖因受热开始熔化时，加入皂荚末与饴糖相合，并不断搅拌，待两者混合均匀后，制成小豆大小的药丸，于饭前服用。饴糖本是固体，受热熔化之后才能更好地与皂荚相混合。饴糖味甘性缓，以饴糖之甘缓，缓和皂荚之峻烈，以防止皂荚辛温太过而伤正气。以达到祛痰而不伤正，扶正而不留邪，补中有消，消中寓补的功效。

【类方荟萃】

皂荚丸(《金匮要略》)

组成：皂荚八两（刮去皮，用酥炙）。上一味，末之，蜜丸梧子大，以枣膏和汤服三丸，日三夜一服。

功效：治咳逆上气，时时吐唾浊，但坐不得眠。

（李安琪）

干姜　饴糖

《备急千金要方·卷十八》咳嗽第五说："治上气咳嗽，又方，干姜三两（末之），胶饴一斤。上二味和令调，蒸五升米下，冷以枣大含，稍稍咽之，日五夜二。"

【单味药效】

干姜功效见前文（干姜　乌贼骨）。

胶饴即饴糖，功效见前文（饴糖　皂荚）

【配伍功效】

方中干姜味辛热，温肺化饮，寒饮得消，肺阳得复，则咳嗽自平；佐以饴糖之甘温，可以润肺止咳，补肺气之虚。两药同用，共奏温化寒饮，补益肺气之功。

【主治病症】

主治咳嗽上气。

【参考用量】

干姜3~10g，饴糖30~60g。

【临床应用要点】

本方使用时应遵循原方煎服法，将饴糖稍微加热熔化后，与干姜末相合，搅拌调匀后，放在米饭下蒸熟，没有大米，亦可单独蒸熟再放冷凝固，后含服如枣大小一粒。笔者体会到，本方适用于以咳嗽喘气、咳吐稀痰、胸满短气为主要见症的肺气虚寒证，若是咳吐脓痰、胸痛、口干舌燥的肺实热证，则不可使用。

【类方荟萃】

《圣济》饴糖煎(《金匮翼》)

　　组成：饴糖、干姜（炒）各一两半，豉（炒）二两，杏仁
　　　　　（五十个，去皮尖）。

　　功效：主治咳嗽，多用清凉，屡发屡甚，别无热证者，得
　　　　　饴糖煎遂瘥。

（李安琪）

芫花 干姜

《备急千金要方·卷十八》咳嗽第五说："芫花煎，治新久嗽方，芫花、干姜各二两，白蜜一升。上三味末之，内蜜中令相合，微火煎令如糜，一服如枣核一枚，日三夜一，以知为度，欲利者多服。（深师以治冷饮嗽，又治三十年嗽者，以水五升煮芫花，取三升，去滓，内姜加蜜，合煮如糜，服之。）"

【单味药效】

芫花功效见前文（桃白皮 芫花）。

干姜功效见前文（干姜 乌贼骨）。

【配伍功效】

方中芫花味苦辛性温，泻水逐饮，祛痰止咳，水去则咳嗽自去；方中干姜味辛热，温肺化饮，寒饮得消，肺阳得复。两药合用，共奏祛痰逐饮，止咳平喘的功效。

【主治病症】

主治新久咳嗽。

【参考用量】

芫花1.5~3g，孕妇禁用，不宜与甘草同用；干姜1.5~3g。二药等量取用。

【临床应用要点】

方中芫花味辛温，泻水逐饮，祛痰止咳，水去则咳嗽自去；方中干姜味辛热，温肺化饮，寒饮得消，肺阳得复。两药合用，共奏祛痰逐饮，止咳平喘的功效。此外，本方适用于寒饮聚于胸间及心下之咳嗽者，若是咳吐黄痰，舌红苔黄，证属湿热者，以及干咳无痰，舌红少苔，脉细数者不宜使用。笔者临床体会到，本方使用时需遵循原方使用方法，加入蜂蜜同煎，蜂蜜味甘性缓，可佐制芫花峻烈之性，不致伤正。

【类方荟萃】

款冬煎(《备急千金要方》)

　　组成：款冬花、干姜、紫菀各三两，五味子二两，芫花一两(熬令赤)。

　　功效：治新久嗽。

（李安琪）

紫菀　款冬花

《备急千金要方·卷十八》咳嗽第五说："治三十年嗽方，紫菀二两，款冬花三两。上二味治下筛，先食以饮服一方寸匕，日三服，七日瘥。"

【单味药效】

《神农本草经·中品》说："紫菀，味苦，温，无毒。治咳逆上气，胸中寒热结气，去蛊毒，痿厥，安五脏。"《名医别录·中品》说："紫菀，味辛，无毒。主治咳唾脓血，止喘悸，五劳体虚，补不足，小儿惊痫。"紫菀，甘、苦，微温，归肺经。紫菀性质温润苦泄，有较好的化痰止咳作用，可用于咳嗽气逆、咯痰不爽，以及肺虚久咳、痰中带血等多种类型的咳嗽。若用于外感风寒，痰多咳嗽，可配荆芥、白前、陈皮等；肺虚久咳咯血，可配知母、川贝、阿胶，如紫菀汤。

《神农本草经·中品》说："款冬，味辛，温，无毒。治咳逆上气，善喘，喉痹，诸惊痫，寒热，邪气。"《名医别录·中品》说："款冬，味甘，无毒。主消渴，喘息呼吸。"款冬花味辛，性温，归肺经，能润肺下气，化痰止咳。本品为治嗽要药，常与紫菀相须为用，以增强治疗咳喘的疗效。因其性温，故较宜于寒嗽；若作适宜配伍，也可用于多种咳嗽，如百花膏，与百合相配伍，共研末为丸，治痰嗽带血；若治暴咳，以之配伍杏仁、贝母、知母同用。

【配伍功效】

方中紫菀味甘苦，性微温，化痰止咳；款冬味辛性温，润肺下气，化痰止咳。两药合用，适用于各种寒热咳嗽，共奏化痰止咳，润肺平喘的功效。

【主治病症】

主治新久咳嗽。

【参考用量】

紫菀5~10g，款冬5~10g。

【临床应用要点】

临床上，紫菀和款冬花功效相类，常相须为用，但二者同中有异，款冬花质润而不燥，治疗肺燥咳嗽优于紫菀；紫菀味甘微温，寒热咳嗽皆宜。然紫菀长于化痰，款冬花则长于止咳。再者，紫菀有生紫菀和蜜紫菀之分，生紫菀擅散寒降气祛痰，多用于风寒咳喘，痰饮咳喘，新久咳嗽；蜜紫菀的润肺祛痰作用增强，多用于肺虚久咳，痨瘵咳嗽，痰中带血或肺燥干咳。

【类方荟萃】

1.款冬煎(《备急千金要方》)

组成：款冬花、干姜、紫菀各三两，五味子二两，芫花一两(熬令赤)。

功效：治新久嗽。

2.七星散(《外台秘要》)

组成：款冬花、紫菀、桑白皮、代赭石、细辛、伏龙肝各一两。

功效：治积年久咳。

（李安琪）

生姜　附子

《备急千金要方·卷十八》痰饮第六说："姜附汤，主痰冷澼气，胸满短气，呕沫头痛，饮食不消化方，生姜八两，附子四两（生用，四破）。上二味㕮咀，以水八升煮取二升，分四服。亦主卒风。"

【单味药效】

生姜功效见前文（生地黄　生姜）。

附子功效见前文（矾石　附子）。

【配伍功效】

生姜味辛性微温，主入胃经，可温胃散寒；附子味辛温，可扶助一身之阳气，散寒止痛。两药相配伍，可用于阳气虚衰、痰多呕沫、胸满短气、头痛、饮食不化的肺胃虚寒证。

【主治病症】

主治肺胃虚寒证。

【参考用量】

生姜6~30g；附子3~15g，先煎，久煎，孕妇慎用，不宜与半夏、瓜蒌、瓜蒌子、瓜蒌皮、天花粉、川贝母、浙贝母、平贝母、伊贝母、湖北贝母、白蔹、白及同用。二药比例为2∶1。

【临床应用要点】

附子辛热有大毒，需要久煎方可减小其毒性，保证用药的安全。笔者多嘱咐患者附子煎煮一个小时，直到没有口麻感为止。并且使用时，附子用量应从小剂量开始，观察患者的反应，患者无中毒反应且有治疗需要时，则逐渐加大剂量。此外，笔者在临床中体会到，附子与生姜可相须为用，生姜可制附子之毒性，其性辛温，又可增强其温补阳气，回阳救逆的功效。两药合用，通中有补，补中有通，为温阳散寒，益气止痛的经典方药。

【类方荟萃】

1.四逆汤（《伤寒论》）

　　组成：甘草二两，干姜一两半，附子一枚（生用，去皮，破八片）。

　　功效：回阳救逆。

2.真武汤（《伤寒论》）

　　组成：茯苓三两，芍药三两，生姜三两，白术二两，附子一枚（炮，去皮，破八片）。

　　功效：温阳利水。主治阳虚水泛证。症见畏寒肢厥，小便不利，心下悸动不宁，头目眩晕，身体筋肉瞤动，站立不稳，四肢沉重疼痛，浮肿，腰以下为甚；或腹痛，泄泻；或咳喘呕逆。

（李安琪）

卷十八　肾脏方

石榴皮　桑白皮

《备急千金要方·卷十九》精极第四说："治虚劳尿精，又方，石榴皮（《外台》作柘白皮）、桑白皮（切）各五合。上二味，以酒五升煮取三升，分三服。"

【单味药效】

《名医别录·下品》说："安石榴……其酸实壳，治下利，止漏精。其东行根，治蛔虫、寸白。"石榴皮，味酸涩，性温，归大肠经，有涩肠止泻的功能，可用于久痢、久泻、脱肛。本品可以单用煎汤或者研末，也可以配成复方应用，如配伍黄连、黄柏、当归等。石榴皮还有杀虫的作用，可用于治疗虫积腹痛，可与槟榔配伍煎汤服或者研末服。此外，本品内服还可以用于滑精、崩中带下等症，有收敛止血的功效；外用可治疗牛皮癣，以石榴皮炒炭，油调涂。

《神农本草经·中品》说："桑根白皮，味甘，寒，无毒。治伤中，五劳，六极，羸瘦，崩中，脉绝，补虚益气。"《名医别录·中品》说："桑根白皮，无毒。主去肺中水气，止唾血，热渴，水肿，腹满，胪胀，利水道，去寸白，可以缝金创。"桑白皮味甘性寒，归肺经，有补虚益气的功效，可治疗身体羸瘦，虚劳之病。因其甘寒，专入肺经，故有泻肺平喘的功效，可用于肺热咳喘、痰多之症。桑白皮能清肺消痰而降气平喘，可与地骨皮、甘草同用，如泻白散。本品能利尿消肿，可用于浮肿、小便不利之水肿实证，常与大腹皮、茯苓皮、生姜皮等同用，如五皮散。此外，本品尚有一定的降血压作用，用于治疗高血压。

【配伍功效】

桑白皮味甘寒，有补虚益气的功效；石榴皮味酸涩，性温，可以涩精止泻。两药合用，可以涩精填肾，补虚益气，用于治疗失精羸瘦、酸削少气之虚劳病。

【主治病症】

主治虚劳病之失精羸瘦，酸削少气，目视不明，恶闻人声。

【参考用量】

桑白皮10~15g，石榴皮3~10g。

【临床应用要点】

石榴皮味酸涩，性温，有涩肠止泻的功效，而桑白皮有补虚益气的功效。两药合用，有酸涩收敛，补虚益气，治疗虚劳的作用。此外，根据原方煎服法，本方使用时须要与白酒同煎，白酒为水谷醇熟之液，为水谷最精华的部分，用之可以温补阳气，并增强桑白皮和石榴皮的涩精补虚的功效。

【类方荟萃】

石榴皮散（《太平圣惠方》）

组成：酸石榴皮三两，阿胶一两，地骨皮一两，黄柏一两（微炙，锉），当归一两（锉，微炒），芎䓖三分。

主治：治妊娠下痢赤白，疞刺腹痛不可忍。

（李安琪）

豆豉 生地黄

《备急千金要方·卷十九》骨虚实第六说："治虚劳冷，骨节疼痛无力方，豉二升，地黄八斤。上二味再遍蒸，曝干为散，食后以酒一升进二方寸匕，日再服之。亦治虚热。"

【单味药效】

豆豉功效见前文（葱白 豆豉）。

地黄功效见前文（生地黄 生姜）。

【配伍功效】

豆豉辛凉；生地黄经过两蒸两晒，可以填骨髓，长肌肉。两药合用，有温脾益气，填精固肾的功效，可用于治疗虚劳。

【主治病症】

主治虚劳之骨节冷痛、身体无力。

【参考用量】

豆豉 10~15g，生地黄 10~30g。

【临床应用要点】

临床使用本方时，根据《备急千金要方》原文，地黄要两蒸两晒，并与豉共同作为散剂，于饭后以酒调服用，故知其所用之地黄，应该为生地黄。但原文中生地黄制备方法并非现今药材主流制备方法。若有条件，可按照原文将生地黄两蒸两晒后再使用。若无条件制备，可用熟地黄代替之，而略去蒸晒。需要明确，宋代以前并无熟地黄。豆豉辛凉，有清虚热的作用。因酒为醇熟之水谷所酿，为水谷精微之液，性辛温，最善通行且有温阳补气之功效，与地黄与豆豉合用，以加强其通行之力，又两补阴阳，用以治疗阴阳两虚之虚劳表现为骨节疼痛无力者。

【类方荟萃】

炙甘草汤(《伤寒论》)

　　组成：甘草四两(炙)，生姜三两(切)，人参二两，生地
　　　　　黄一斤，桂枝三两，阿胶二两，麦门冬半升，麻仁
　　　　　半升，大枣三十枚(擘)。

　　功效：治虚劳脉结悸，益气滋阴，通阳复脉。

（李安琪）

卷十九　膀胱腑方

扁豆　香薷

《备急千金要方·卷二十》霍乱第六说："治霍乱方，扁豆一升，香薷一升。上二味，以水六升煮取二升，分服，单用亦得。"

【单味药效】

《名医别录·下品》说："扁豆，味甘，微温。主和中，下气。"白扁豆性味甘，性微温，归脾、胃经，甘温补脾而不滋腻，芳香化湿而不燥烈，"能养胃健脾，脾胃得治，则清浊可分，吐利可愈"（《本草便读》），适用于脾虚湿滞之食少便溏、泄泻，或脾虚湿浊下注之白带过多，可与人参、白术等同用，如参苓白术散（《太平惠民和剂局方》）。因其"味轻气薄，单用无功，必须同补气之药共用为佳"（《本草新编》），故可与白术、山药等同用。因其轻清缓补，对于病后体虚，初进补剂者用之较为适宜。此外，白扁豆能"调脾暖胃，通利三焦，降浊升清，消暑除湿。能消脾胃之暑，止渴止泻，专治中宫之病"（《本草备要》），适用于夏日暑湿伤中，脾胃不和之吐泻、胸闷腹胀等。

《名医别录·中品》说："香薷，味辛，微温。主治霍乱、腹痛、吐下，散水肿。"香薷，性味辛，微温，归肺、胃经，有发汗解表之功效，可用于夏季乘凉、饮冷或外感风寒、暑湿，而致发热、恶寒、头痛、无汗及腹痛、吐泻等症。可单用水煎服，或与白扁豆、厚朴等同用，如香薷散（《太平惠民和剂局方》）。香薷还可发越阳气，通利水湿，用于治疗脾阳虚而导致的水肿、小便不利等证。

【配伍功效】

方中白扁豆味甘，性微温，主入脾胃经，有健脾益气、化湿和胃的功效；香薷味辛，性微温，亦归胃经，其通行之力较强，可用于发越脾胃阳气，通行水湿之邪。两药合用，白扁豆益脾胃之正气，香薷发越水湿之邪气，两药和用，共奏健脾除湿止泻之功效，用于治疗寒湿困脾导致的霍乱。

【主治病症】

1.脾虚霍乱。

2.夏月感冒，兼夹暑湿证。

【参考用量】

白扁豆9~15g，香薷3~10g。

【临床应用要点】

白扁豆有健脾化湿，和中消暑的作用，在治疗脾虚霍乱时应该炒用，炒制可加强其温脾益气除湿的功效；香薷为"夏月麻黄"，有发汗解暑，行水散湿之功效。两药合用，适用于夏月感寒饮冷，以头痛发热、恶寒无汗、呕吐腹泻等为表现的寒湿霍乱。此外，香薷发汗力较强，脾胃虚弱证，以及具有表虚自汗、恶风等表阳虚证候的患者不宜使用，防止有变证再起。

【类方荟萃】

新加香薷饮(《温病条辩》)

    组成：鲜扁豆花三钱，香薷二钱，银花三钱，厚朴一钱，
连翘二钱。

    功效：祛暑解表，清热化湿。用于暑湿兼寒证，症见发热
头痛、恶寒无汗、口渴面赤、胸闷不舒、身重酸
痛、小便赤涩，舌红苔白腻，脉浮而数者。

（李安琪）

蛇床子　菟丝子

《备急千金要方·卷二十》杂补第七说："壮阳道方，蛇床子末三两，菟丝汁二合。上二味相和，涂，日五遍。"

【单味药效】

《神农本草经·上品》说"蛇床子，味苦，平，无毒。治妇人阴中肿痛，男子阴痿，湿痒，除痹气，利关节，癫痫，恶创。久服轻身。"《名医别录·上品》说："蛇床子，味辛、甘，无毒。主温中下气，令妇人子脏热，男子阴强。久服好颜色，令人有子。"蛇床子，味辛、苦，性温，有小毒，归肾经，有温肾壮阳的功效，可用于阳痿、宫冷不孕，如三子丸，即以本品配伍五味子、菟丝子各等分研末，作蜜丸服。此外，蛇床子还有散寒祛风燥湿的作用，可用于寒湿带下、湿痹腰痛，如《方脉正宗》治寒湿带下方，即用本品配伍山萸肉、南五味子、车前子、香附等同用。治湿痹腰痛，可配伍桑寄生、杜仲、秦艽等益肾祛风湿药同用。本品外用能燥湿杀虫止痒，可用于阴部湿痒、湿疹、湿疮、疥癣，如单用本品煎汤洗，可治阴囊湿疹。

《神农本草经·上品》说："菟丝子……汁，去面奸。久服明目，轻身，延年。"《名医别录·上品》说："菟丝子，味甘，无毒。主养肌，强阴，坚筋骨，主治茎中寒，精自出，溺有余沥，口苦，燥寒血为积。"菟丝子味辛、甘，性平，归脾、肝、肾经。其主入肝肾经，有补阳益阴的功效，用于腰膝酸痛、阳痿、滑精、小便频数、白带过多。本品既补肾阳，又补肾阴且有固精缩尿的功效，如五子衍宗丸以本品配伍枸杞子、覆盆子、五味子等，治阳痿遗精；本品还可补益肝肾，用于治疗肝肾亏虚导致的目暗不明。如驻景丸，即由菟丝子、熟地黄、车前子所组成，治肝肾不足，目暗不明。菟丝子还可以用于脾虚便溏或泄泻，如配伍黄芪、党参、白术等，治脾气不足、饮食减少、大便不实。

【配伍功效】

蛇床子主入肾经，菟丝子入肝肾经，二者皆有补肾助阳的作用，两药合用，外用可治疗肾阳虚衰导致的阳痿早泄等病症。

【主治病症】

主治阳痿早泄。

【参考用量】

外用，蛇床子15~30g，研末调敷；菟丝子15~30g。

【临床应用要点】

蛇床子味辛苦，性温，有杀虫止痒，温肾壮阳的功效。在《金匮要略》中，有蛇床子散，为温阴中坐药，与此方有异曲同工之处。菟丝子味甘性温，具有滋补肝肾，固精缩尿的作用。两药外用，有温补肝肾，温经通络的作用。根据《备急千金要方》原文，蛇床子应捣为末浸泡取汁，菟丝子捣末后用水浸泡取汁，然后将两药相合，涂抹于男性患者生殖器，每日五遍。此方适用于肝肾亏虚，阳气虚寒之阴痿证，若阴痿属于湿热者，不宜使用。

【类方荟萃】

驻景丸(《医学入门》)

组成：菟丝子五两，熟地黄、车前子各三两。

功效：补益肝肾，治肝肾俱虚，眼常昏暗，多见黑花，或生翳障，迎风有泪。

（李安琪）

卷二十　消渴淋闭尿血水肿方

干浮萍　栝楼根

《备急千金要方·卷二十一》消渴第一说："治消渴，浮萍丸方，干浮萍、栝楼根等分上二味末之，以人乳汁和，丸如梧子，空腹饮服二十丸，日三。三年病者三日愈，治虚热大佳。"

【单味药效】

《神农本草经·中品》说："水萍，味辛，寒，无毒。治暴热身痒，下水气，胜酒，长须发，止消渴。久服轻身。"《名医别录·中品》说："水萍，味酸，无毒。主下气，以沐浴，生毛发。"浮萍，味辛，性寒，归肺经，有辛凉解表、透疹止痒的作用，可用于外感风热、发热无汗等症。可单用为末，炼蜜作丸，名紫萍一粒丹。亦可与荆芥、薄荷、连翘等配伍，以疏散风热。也可用于麻疹透发不畅，借其发散之性，助疹透发，与薄荷、牛蒡子、蝉蜕等同用。用于风热瘾疹，皮肤瘙痒，内服可与牛蒡子、薄荷等配伍；外用还可煎汤外洗或浸酒涂擦患处。浮萍还有利水消肿的作用，可用于水肿而兼表证，发汗利水，有助于消散水肿。

《神农本草经·中品》说："栝楼根，味苦，寒，无毒。治消渴，身热，烦满，大热，补虚，安中，续绝伤。"《名医别录·中品》说："栝楼根，无毒，主除肠胃中痼热，八疸，身面黄，唇干口燥，短气，通月水，止小便利。"栝楼根即天花粉，味甘、微苦，性微寒。归肺、胃经，有清热生津的功效，可用于热病热邪伤津，口干舌燥、烦渴以及消渴证口渴多饮。配伍芦根、茅根、麦冬等用于热病烦渴；若与葛根、五味子、知母等配伍，可用于消渴证，如玉液汤。栝楼根还有清热消肿排脓的功效，可用于肺热咳嗽或燥咳痰稠及咯血等症。本品能清泄肺热，降上壅热痰并润肺燥，常与贝母、桑白皮、桔梗等同用，如射干兜铃汤。还可用于痈肿疮疡，热毒炽盛，赤肿焮痛之症，多与金银花、贝母、皂角刺等配伍以内消肿毒。

【配伍功效】

浮萍味辛性寒，可辛凉透热；栝楼根味甘、微苦，性微寒，可以清热生津液，两药合用，有清虚热，生津液，治疗虚热消渴的功效。

【主治病症】

主治虚热消渴。

【参考用量】

浮萍3~9g；栝楼根3~9g，孕妇慎用，不宜与川乌、制川乌、草乌、制草乌、附子同用。二药等量。

【临床应用要点】

干浮萍味辛性寒，有清热解毒，除烦止渴的功效；栝楼根味甘、微苦，性微寒，有清热生津止渴的功效。两药相须为用，可治疗虚热耗伤津液之消渴证。此外，按照原方所述，上两味药打成粉末后，需要以人乳调和制成丸药。人乳味甘性寒，最善清虚热，生津液，止消渴，可增强浮萍、栝楼根清热生津之功效。笔者临床体会可以用牛乳代替，可以起到等同于人乳的作用。

【类方荟萃】

猪肚丸(《备急千金要方》)

　　组成：猪肚一枚(治如食法)，黄连、粱米各五两，栝楼根、茯神各四两，知母三两，麦门冬二两。

　　功效：清热生津止渴，治疗消渴。

（李安琪）

黄连 生地黄

《备急千金要方·卷二十一》消渴第一说："治渴,黄连丸方,黄连一斤,生地黄一斤(张文仲云十斤)。上二味,绞地黄取汁浸黄连,出曝之,燥复内之,令汁尽干之,捣末,蜜丸如梧子,服二十丸,日三,食前后无在,亦可为散,以酒服方寸匕。"

【单味药效】

黄连功效见前文(大青 黄连)。

生地黄功效见前文(生地黄 生姜)。

【配伍功效】

黄连苦寒,有清胃热、泻心火的功效;生地黄甘寒,归肝肾经,有养阴生津止渴的功效。两药配伍,黄连清热,使热不煎熬津液;生地黄养阴生津,补已损之阴液,合用则内热得去,消渴自平。

【主治病症】

主治口渴。

【参考用量】

黄连2~5g,生地黄10~30g。

【临床应用要点】

黄连味苦性寒,有清热燥湿、泻火解毒的功效,生地黄有清热生津、滋阴养血的功效,故此方所治疗之口渴,为胃中实热耗伤津液,邪热独炽所引起的口渴。笔者体会到,临床使用此方,须细心判断热证的虚实,若脾胃虚热用此方,则苦寒败胃,脾胃正气被伤,反生变症。此外,使用时应遵循原文的方法，将黄连反复置于鲜地黄汁中，于太阳下晒干后打散，用蜜和丸，以取其缓性，不致苦寒败胃，伤人正气。

【类方荟萃】

1.黄连阿胶汤(《伤寒论》)

　　组成：黄连四两，黄芩二两，芍药二两，鸡子黄二枚，阿
　　　　　胶三两。

　　功效：清热补阴除烦。

2.猪肚丸(《外台秘要》)

　　组成：猪肚一枚，黄连五两（去毛），瓜蒌四两，麦门冬
　　　　　四两（去心），知母四两，茯神四两，梁米五两。

　　功效：治消渴。

（李安琪　但文超）

车前草　桑白皮

《备急千金要方·卷二十一》淋闭第二说："治卒不得小便方，车前草一把，桑白皮半两。上二味㕮咀，以水三升煎取一升，顿服之。"

【单味药效】

车前草功效见前文（车前草　小麦）。

桑白皮功效见前文（石榴皮　桑白皮）。

【配伍功效】

车前草性味甘寒，有利湿通淋清热的作用，为治水肿、淋证常用；桑白皮味甘寒，功能利尿消肿，两药同用，适用于以浮肿、尿痛、小便不利等为表现的淋证偏实热者。

【主治病症】

主治卒不得小便。

【参考用量】

车前草5~10g，桑白皮10~15g。

【临床应用要点】

临床使用时应遵原方煎服法，顿服之，以发挥其利尿通淋之功效，若分多次服，则药量过小，不能达到满意的治疗效果。此外，车前草味甘性寒，有清热利尿的功效；桑白皮有泻肺平喘、利水消肿的功效，两药合用，泻肺与大肠之湿热，适用于小便不利属肺系湿热实证，伴有发热气喘、干咳无痰、小便淋沥涩痛、大便溏泄等症者。若肾气亏虚所致小便不利、尿频、尿不尽感、夜尿频多，或脾胃气虚而致小便短少、小便无力等症者不可妄用。

【类方荟萃】

1. 桑根白皮汤(《圣济总录》)

　　组成：桑根白皮一两，槟榔五枚（剉），黑豆半升，生姜
　　　　　（洗切，焙）半两。

　　功效：治湿毒脚气肿满，小便少。

2. 桑白皮汤(《圣济总录》)

　　组成：桑根白皮（剉）一两半，茅根（剉）二两半，木通
　　　　　（剉）、干百合（剉）各二两。

　　功效：治气淋，结涩，溲便不利。

（李安琪　但文超）

羊肉　商陆

《备急千金要方·卷二十一》水肿第四说："治大肠水，乍
虚乍实，上下来去，又方，羊肉一斤，当陆（切）一升。上二
味，以水二斗煮令当陆烂，去滓，下肉为臛，葱、豉、醋事事
如臛法。（《肘后》云：治卒肿满，身面洪大。）"

【单味药效】

《名医别录·中品》说："羊肉，味甘，大热，无毒。主
缓中，字乳余疾及头脑大风汗出，虚劳寒冷，补中益气，安止
惊。"羊肉性味甘、热，归脾、胃、肾经，故有温中健脾的功
效，可用于腹痛腹泻，得热则缓解的脾胃虚寒证，如当归生
姜羊肉汤；还有补肾壮阳，益气养血的功效。可用于以虚劳羸
瘦、腰膝酸软、阳痿、寒疝、产后虚羸少气、缺乳为表现的肾
阳不足、气血亏虚证。

当陆即商陆，功效见前文（赤小豆　商陆）。

【配伍功效】

商陆味苦性寒，有峻下逐水的功效，利水消肿作用明显；
羊肉味甘热，有温中健脾，益气养血的功效。商陆峻下逐水，
又得羊肉温补和缓其性，使水肿得消而不因过下伤及脾胃之
气。两药相合，可奏利水逐饮，温脾益气之功。

【主治病症】

主治水肿身满。

【参考用量】

羊肉100~200g；商陆3~9g，孕妇禁用。

【临床应用要点】

根据《备急千金要方》原文，先煮商陆煮烂，后加入羊肉、葱、豉、醋等同煮。商陆味苦性寒，有逐水消肿，通利二便的作用。笔者临床体会到，商陆有毒，使用时须注意剂量不宜过大，并且严格遵守原文的煎煮法，商陆久煎至烂，以减轻其毒性。羊肉味辛性温，能温补脾胃，与葱、豉、醋等一同加入，有效制约商陆的毒性，利水而不伤正，水气得消，脾胃之气不至为药所伤。

【类方荟萃】

疏凿饮子（《丹溪心法》）

组成：泽泻、赤小豆（炒）、商陆、羌活、大腹皮、椒目、木通、秦艽、槟榔、茯苓皮等分。

功效：治水气浮肿、大小便不利。

（李安琪　但文超）

麻黄　甘草

　　《备急千金要方·卷二十一》水肿第四说："有人患气虚损久不瘥，遂成水肿，如此者众，诸皮中浮水攻面目，身体从腰以上肿，皆以此汤发汗悉愈方，麻黄四两，甘草二两。上二味㕮咀，以水五升煮麻黄，再沸去沫，内甘草取三升，分三服，取汗愈，慎风冷等。"

【单味药效】

　　《神农本草经·中品》说："麻黄，味甘，温，无毒。治中风，伤寒，头痛。温疟，发表，去邪热气，止咳逆上气，除寒热，破癥坚积聚。"《名医别录·中品》说："麻黄，风胁痛，字乳余疾，止好唾，通腠理，疏伤寒头痛，解肌，泄邪恶气，消赤黑斑毒。"麻黄味辛、微苦，性温，归肺、膀胱经，能发汗解表，为发汗解表之要药，用于风寒外郁，腠理密闭无汗之风寒表实证。麻黄温通宣畅，外开皮毛内郁，内降上逆之气，功擅平喘，用于风寒外束、肺气壅遏的喘咳实证。麻黄入肺与膀胱经，亦可利水消肿，用于肺失宣降之水肿。

　　甘草功效见前文（牛膝　甘草）。

【配伍功效】

　　麻黄上宣肺气，下输膀胱，发汗解表，可使水湿之气从毛窍外散，以达通调水道之功；甘草益气补中，素有"百药之首"之称，有培土利水之功。两药相伍，常用于治疗肺失宣降的水肿、小便不利兼有表证者。

【主治病症】

　　1.腰以上水肿。

2.里水，面目黄肿、小便不利。

【参考用量】

麻黄2~10g；甘草1~5g，不宜与海藻、京大戟、红大戟、甘遂、芫花同用。二药比例为2∶1。

【临床应用要点】

《金匮要略·水气病脉证治第十四》用甘草麻黄汤治疗里水。临证运用此药对应注意将麻黄先煎，麻黄的剂量应从小剂量（如2~10g）开始，逐渐加量。同时，若煎煮时有白沫，应去掉白沫。因为《本草经集注·草木中品》说："麻黄……先煮一两沸，去上沫，沫令人烦。"

【类方荟萃】

1.三拗汤（《太平惠民和剂局方》）

组成：甘草、麻黄（不去根）、杏仁（不去皮尖）各等分。

功效：宣肺解表，适用于外感风寒，肺气不宣证。

2.发汗散（《串雅内编》）

组成：甘草、麻黄（去根）、绿豆粉各等分。

功效：发汗解表，主一切风寒感冒。

3.麻黄栀子汤（《圣济总录》）

组成：麻黄（去根节）半两，山栀子仁七枚，甘草（炙）三分。

功效：治阴黄，见病人寒热并十指疼痛，鼻中煤生。

（李安琪　但文超）

葶苈子 桂心

《备急千金要方·卷二十一》水肿第四说："治水肿,利小便,又方,葶苈四两(生用),桂心一两。上二味末之,蜜丸。饮下梧子大七丸,日二,以知为度。"

【单味药效】

葶苈子功效见前文(大黄 葶苈子)。

桂心功效见前文(桂心 伏龙肝)。

【配伍功效】

方中葶苈子入肺泻气,开结利水,使肺气通利,肺与大肠相表里,肺气通利则大肠之气亦通;佐以温阳化气,行气利水,二药合用,则气行水化,大小便自下。

【主治病症】

1.水肿。

2.大小便不利。

【参考用量】

葶苈子4~20g;桂心1~5g,孕妇慎用,不宜与赤石脂同用。二药比例为4∶1。

【临床应用要点】

葶苈子味辛、苦,性大寒,泻水之力较为峻猛,多用于以水肿、咳喘为表现的肺饮属实证者,临床使用时要细细斟酌,若是伴有溏泄腹胀、不思饮食属脾气虚衰者,以及腰冷身重、腰腿水肿属肾气不足者,则不宜使用。此外,须注意此处使用的桂心应该为桂树皮的外皮去掉粗皮,类似于现代所使用的肉桂,而不是桂树的枝条。肉桂味辛性温,具有引火归元、行气消肿的功效,可行气消肿,又牵制葶苈子苦寒之性,两药相须为用,共奏泻肺平喘,行气温阳的功效。

(李安琪)

火麻仁　赤小豆

《备急千金要方·卷二十一》水肿第四说："治水气，通身洪肿，百药治之不瘥，待死者方，大麻子一石（皆取新肥者佳），赤小豆一石（不得一粒杂）。上二味，皆以新精者净拣择，以水淘洗，曝干，蒸麻子使熟，更曝令干，贮于净器中。欲服，取五升麻子熬令黄香，惟须缓火，勿令焦，极细作末，以水五升搦取汁令尽净，密器贮之，明旦欲服，今夜以小豆一升净淘浸之，至旦干漉去水，以新水煮豆，未及好熟，即漉出令干，内麻子汁中，煮令大烂熟为佳，空腹恣意食之，日三服。当小心闷，少时即止。五日后小便数或赤，而唾黏口干，不足怪之。服讫常须微行，未得即卧。十日后针灸三里、绝骨下气，不尔，气不泄尽，服药后五日逆不可下者，取大鲤鱼一头先死者去鳞尾等，以汤脱去滑，净洗开肚去脏，以上件麻汁和小豆完煮令熟作羹，葱、豉、橘皮、生姜、紫苏调和食之，始终一切断盐。渴即饮麻汁，秋冬暖饮，春夏冷饮。常食不得至饱，止得免饥而已。慎房室嗔恚，大语高声，酒面油醋生冷菜茹，一切鱼肉盐酱五辛。治十十瘥，神验。并治一切气病，服者皆瘥。凡作一月日服之。麻子熟时多收，新瓮贮，拟施人也。"

【单味药效】

大麻子即火麻仁，功效见前文（火麻仁　黑芝麻）。

赤小豆功效见前文（赤小豆　商陆）。

【配伍功效】

火麻仁味甘，归脾、胃、大肠经，有润肠通便的作用；赤小豆有通利水道、利水消肿的作用。两药合用，利水消肿而不峻烈，缓祛其水，适用于虚实夹杂，本虚标实的之水肿证。

【主治病症】

主治水肿。

【参考用量】

火麻仁10~15g，赤小豆10~15g。

【临床应用要点】

本方起效的关键在于药的制备方法和服药后的调护，缺一不可。按方后备注制备好麻豆煎，服用之后"常须微行"，当使得水气流转；此外服药一定时日之后，还须针灸足三里、绝骨引气下行；若气逆不下者，更当煮鲤鱼汤合麻汁、赤小豆一同服用，因为《备急千金要方·卷第二十六》中说："鲤鱼肉，味甘平，无毒。主咳逆上气，瘅黄，止渴。"可见鲤鱼肉有下气的功效。在整个治疗过程中一以贯之的，是要断盐。

【类方荟萃】

麻子汤（《备急千金要方》）

组成：麻子五升，商陆一斤，防风三两，附子一两，赤小豆三升。

功效：治遍身流肿。

（李安琪　但文超）

葶苈子 桃仁

《备急千金要方·卷二十一》水肿第四说:"治水,通身肿,又方,葶苈、桃仁各等分。上二味皆熬,合捣为丸,服之利小便。"

【单味药效】

葶苈子功效见前文(大黄 葶苈子)。

《神农本草经·下品》说:"桃核仁,味苦,平,无毒。治瘀血,血闭瘕,邪气,杀小虫。"《名医别录·下品》说:"桃核,味甘,无毒。主咳逆上气,消心下坚,除卒暴击血,破瘕证,通月水,止痛。"在《伤寒论·辨太阳病脉证并治中》记载的桃核承气汤中所用桃核即为桃仁,在仲景时,桃核所用皆为桃仁,故《备急千金要方》所记载的桃仁即为《神农本草经》中的桃核仁。桃仁,味苦、甘,性平,归心、肝、大肠经,为活血化瘀要药。功擅活血化瘀,止咳平喘,用于治疗外伤引起的瘀血、癥瘕肿块、咳嗽气喘、女性闭经,止痛,杀肠中虫。其为果仁类药材,可润肠通便。

【配伍功效】

葶苈辛散肺气,利膀胱水气,可使水湿之邪从下焦宣泄而出,达到其通利水道的功效;桃仁为果仁类药材,可润肠通便。两药相伍,常用于治疗体内水湿泛滥,一身皆肿者。

【主治病症】

1.水肿,一身皆肿。

2.石水,腹满,脉沉,不喘。

【参考用量】

二药等量。葶苈子5~10g，桃仁5~10g。

【临床应用要点】

《圣济总录》用葶苈子、桃仁各二两治疗石水。葶苈子分为南葶苈和北葶苈两种，南葶苈又称甜葶苈，为播娘蒿的种子；北葶苈又称苦葶苈，为独行菜的种子。二者功效相同。在《备急千金要方》中所用为苦葶苈，即北葶苈。在《名医别录》中记载葶苈的炮制为阴干，或酒炙后效果更佳，不宜与僵蚕、石龙芮相配伍。后世关于葶苈的炮制有记载的为炒制、蒸制、制霜、醋制、酒炙等多种炮制方法。现今临床用药多选择炒制，增强其止咳之功效。此外，葶苈子在入药时要包煎。桃仁在《名医别录》中记载的炮制方法为带皮阴干，后世记载的炮制有切制、燀制去皮、去皮炒用、麦麸炒等，现今临床用药多选择生用。在使用此药对时，应将两药熬制，合捣为丸剂，服之可通利小便，治疗一身悉肿。

【类方荟萃】

1. 鳖甲煎丸（《金匮要略》）

组成：鳖甲十二分（炙），乌扇三分（烧），黄芩三分，柴胡六分，鼠妇三分（熬），干姜三分，大黄三分，芍药五分，桂枝三分，葶苈一分（熬），石韦三分（去毛），厚朴三分，牡丹五分（去心），瞿麦二分，紫葳三分，半夏一分，人参一分，䗪虫五分（熬），阿胶三分（炙），蜂窠四分（熬），赤消十二分，蜣螂六分（熬），桃仁二分。

功效：软坚散结，活血化瘀，主疟母，见疟疾伴有胁下积块。

2.七熬丸(《千金翼方》)

组成：大黄半两（熬），前胡、芒硝各五分，干姜三分，
茯苓二分半，杏仁一分半（去皮尖双仁，熬），蜀
椒（去目及闭口，汗）、葶苈（熬）各二分，桃仁
二十枚（去皮尖双仁，熬），水蛭半合（熬），虻虫
半合（去翅足，熬）。

功效：活血祛瘀，除烦止满，治妇人月水不利、手足烦
热、腹满、不欲寐、心烦。

（张辉　何庆勇）

卷二十一　疔肿痈疽方

马齿菜　石灰

《备急千金要方·卷二十二》疗肿第一说："治丁肿病，忌见麻勃，见之即死者，又方，马齿菜二分，石灰三分，右二味捣，以鸡子白和敷之。"

【单味药效】

《神农本草经·卷上》说："苋实，一名马苋，味甘，寒，无毒。治青盲，明目，除邪，利大小便，去寒热。久服益气力，不饥，轻身。"《名医别录·中品》说："苋实，大寒，无毒。主治白翳，杀蛔虫。"马齿菜，又名马齿苋菜，即《备急千金要方·卷二十六》果蔬第三中之苋菜实，味酸性寒，归肝、大肠经，功擅清热解毒，明目祛翳，通利二便，杀蛔虫。

《神农本草经·下品》说："石灰，味辛，温。治疽，疡，疥瘙，热气，恶疮，癞疾，死肌，堕眉，杀痔虫，去黑子息肉。"《名医别录·下品》说："石灰，主治髓骨疽。又，疗金疮，止血大效。"石灰，味辛性温，归肝、脾经，功擅杀虫疗疮，祛腐生肌，腐蚀赘疣，止痒，外用可以治疗坏疽、疥癣、热气疮、皮肤瘙痒、外伤出血等，内用治疗疔肿。由于石灰腐蚀性过强，多以外用为主。

【配伍功效】

马齿苋性寒，入大肠经，可使热毒从二便排出体外，达到清除体内热毒的效果；石灰味辛发散，宣散机体邪气。两药相伍，多用于治疗热邪引起的疔肿。

【主治病症】

主治疔疮。

【参考用量】

外用，马齿苋6~10g，石灰9~15g，合捣，用鸡蛋调敷。

【临床应用要点】

《外科大成》用石灰末、马齿苋汁治疗湿癣白秃。石灰在《神农本草经》中未记载其炮制方法，后世记载的炮制方法多为煅用或净制。生石灰腐蚀性较强，热性较煅石灰更强，擅长杀虫止痒，祛腐生肌，腐蚀赘疣，多用于治疗疥癣、热气疮、皮肤瘙痒等。煅石灰外用可止血，内用止痢为优。马齿苋在《神农本草经》中未记载其炮制方法，后世记载的炮制方法有蒸制、净制或鲜用。马齿苋性寒，故脾胃虚寒、肠滑泄泻者不可服用。《备急千金要方》所用之马齿苋为生马齿苋，即阴干后备用。在使用此药对时，应遵循相对剂量，即马齿菜与石灰的比例为2∶3。在使用时，将两药捣碎，用鸡子白调和，敷于患处。

【类方荟萃】

1.马齿苋膏(《外科大成》)

组成：石灰末炒红，用苋汁熬膏，调匀涂之。

功效：解毒疗癣，治湿癣白秃。

2.治疔疮发背恶毒臁疮方(《万全备急续方》)

组成：葱白一斤，马齿苋一斤，石灰二斤。

功效：清热解毒疗疮。

(张辉)

青琅玕　干姜

《备急千金要方·卷二十二》瘑疽第六说："治手足指逆胪，又方，青珠一分，干姜二分。上二味捣，以粉疮上，日三。"

【单味药效】

《神农本草经·下品》说："青琅玕，味辛，平，生平泽。治身痒，火疮，痈伤，白秃，疥瘙，死肌。"《名医别录·下品》说："青琅玕，无毒。主治白秃，浸淫在皮肤中。煮炼服之，起阴气，可化为丹。一名青珠。"青珠，又名青琅玕，味辛而性平，无毒，功擅祛风止痒，清热解毒，祛死肌，主治皮肤瘙痒、热毒火疮、疥癣、痈疮、肌肤坏死。在《名医别录》中记载亦可治疗白秃，内服治疗阴气过盛，可以用来炼丹。可以克制锡毒，与水银相伍使用效果更佳，不可与乌鸡骨同用。

干姜功效见前文（干姜　乌贼骨）。

【配伍功效】

青琅玕味辛，开腠理，可宣散浸淫在皮肤之间的风邪；干姜辛温，入肺经，可以宣肺气，发汗解表，可以使风邪从腠理宣散而出。两药相伍，多用于治疗多因风邪入于腠理所致的手足指逆胪，即枯燥剥裂倒卷之表皮，俗称倒刺。

【主治病症】

主治手足逆胪。

【参考用量】

外用，青琅玕3~5g，干姜6~10g。

【临床应用要点】

青琅玕在《神农本草经》未记载其炮制方法，后世记载亦不多。《名医别录》记载青琅玕可以克制锡毒，与水银相伍使用效果更加，不可与鸡骨同用。干姜为临床常用药物，其辛热燥烈，故阴虚内热，血热内行者忌用。不宜与露蜂房、半夏、白薇、玄参、栝楼根、防风、菥蓂子相配伍使用。在使用此药对时，应遵循相对剂量，即青琅玕与干姜的比例为1:2。在使用时，将两药研末，药粉敷于疮上，每日3次。

（张辉）

卷二十二　痔漏方

葶苈子　豆豉

《备急千金要方·卷二十三》九漏第一说："灸漏方，葶苈子二合，豉一升。上二味和捣令极熟，作饼如大钱，厚二分许，取一枚当疮孔上，作大艾炷如小指大，灸饼上，三炷一易，三饼九炷，隔三日复一灸之。（《外台》治瘰疬。《古今录验》云：不可灸头疮，葶苈气入脑，杀人。）"

【单味药效】

葶苈子功效见前文（大黄　葶苈子）。

豆豉功效见前文（葱白　豆豉）。

【配伍功效】

葶苈子辛散，入肺、大肠经，外开腠理，下通水道，能宣散体内水饮邪气；豆豉味苦而性凉，入肺、胃经，能宣散上焦之郁热。两药相伍，增强了药物的宣散之功，既能散体内水饮邪气引起的积聚，又能散体内郁热。常用于治疗各种治疗不当引起的漏症。

【主治病症】

1.颈漏。

2.瘰疬。

【参考用量】

外用，葶苈子3~10g，豆豉6~12g。

【临床应用要点】

《太平圣惠方》用葶苈子、豉治疗瘰疬结核。此药对须与艾绒相配合使用，以发挥其药效。在使用此药对时，应遵循相对剂量，即葶苈子与豉以1：5体积称量。在使用时，应将两药合捣，作如铜钱大的圆饼，厚2~3毫米，取药饼置于疮上，作小指一指节大艾炷置于药饼上，每三炷换一新药饼，每次灸三饼九炷，每三天灸一次。此药对禁用于头疮。

【类方荟萃】

大青丸(《千金翼方》)

组成：大青、麦门冬（去心）、香豉各四两，石膏（研）、葶苈子（熬）、栀子、栝楼根、枳实（炙）、芍药、知母、茯苓、大黄、黄芪、黄芩、甘草（炙）各二两。

功效：清热散结，滋阴益胃，见积年不解，不能食，羸瘦欲死。

（张辉）

鹿角　甘草

《备急千金要方·卷二十三》肠痈第二说："妇人乳生疮，头汁出，疼痛欲死不可忍，鹿角散方，鹿角三分，甘草一分。上二味治下筛，和以鸡子黄，于铜器中置于温处，炙上敷之，日再，即愈，神验不传。"

【单味药效】

《神农本草经·中品》说："鹿茸……角，温，无毒。治恶疮，痈肿，逐邪恶气，留血在阴中。"《名医别录·中品》说："鹿茸……角，味咸，无毒。除少腹血痛，腰痛折伤恶血，益气。"鹿角味咸性温，归肾、肝经，能益气，温补肾阳，助肝藏血，行血消肿，多用于治疗肾阳不足而致的阳痿遗精、腰膝冷痛，亦可用于治疗阴疽疮疡、恶疮、瘀血肿痛等症。

甘草功效见前文（牛膝　甘草）。

【配伍功效】

鹿角味咸性温，长于治疗阴性疮疡肿毒，能温散体内阴寒邪气；甘草生用药性偏寒凉，长于解毒，可用于治疗多种热毒症。两药相伍，可用于治疗肾阳不足而致的阴性乳痈。

【主治病症】

主治乳痈之溃脓期。

【参考用量】

外用，鹿角6~15g，生甘草2~5g，二药比例为3∶1。

【临床应用要点】

鹿角在《神农本草经》中未记载炮制方法，后世记载的炮制方法有净制、切制、蒸制、煨制等炮制方法。鹿角性温，阴虚火旺者忌用。《名医别录》中记载鹿角与杜仲可以相使为用，不宜与玉屑相配伍。此方中甘草为生甘草，不用炙甘草。在使用此药对时，应遵循相对剂量，即鹿角与甘草的比例为3：1。在使用时需要用鸡子黄将两药调和，于温处焙干，敷于患处，每日敷药2次。

（张辉）

矾石　硫黄

《备急千金要方·卷二十三》疥癣第四说："治白癜方，矾石、硫黄。上二味各等分，为末醋和敷之。"

【单味药效】

矾石功效见前文（矾石　附子）。

《神农本草经·中品》说："石硫黄，味酸，温，有毒。治妇人阴蚀，疽，痔，恶疮，坚筋骨，除头秃，能化金银铜铁奇物。"《名医别录·中品》说："石硫黄，大热，有毒。主治心腹积聚，邪气冷癖在胁，咳逆上气，脚冷疼弱无力，及鼻衄，恶疮，下部䘌疮，止血，杀疥虫。"硫黄，味酸性温，有毒，归肾、大肠经，内服可以补火助阳通便，同时还能治疗阴蚀，坚筋益骨，可治疗肾阳虚导致的腰酸膝冷、失精等；外用解毒杀虫疗疮，可以用于治疗疥癣瘙痒、秃疮、湿疹、阴疽恶疮等。

【配伍功效】

矾石味酸涩性寒，主收敛固涩，外用可以解毒杀虫，燥湿止痒，多用于治疗湿疹、疥癣等；硫黄味酸性温，具有腐蚀性，外用可以解毒杀虫疗疮，故可以用于治疗疥癣瘙痒、秃疮、湿疹、阴疽恶疮等。两药相伍，多用于治疗白癜风、疥癣等。

【主治病症】

主治白癜风。

【参考用量】

外用，矾石0.6~1.5g，硫黄0.6~1.5g，二药等量，醋调外敷。

【临床应用要点】

矾石即现在的白矾，具有较强的收涩之力，故不论是内服还是外用，均应中病即止，不宜过度使用，若单独服食此药时，需要经过特殊的炼制。并且矾石不宜与牡蛎相配伍使用，外用多研末或化于水中敷洗患处。硫黄在《神农本草经》中并未记载其炮制方法，在后世的炮制工艺中，多生用或用豆腐炮制后使用。由于硫黄为有毒之品且辛热燥烈，故阴虚火旺者忌用，孕妇慎用，不宜与芒硝、玄明粉相伍。在使用此药对时，应注意矾石与硫黄的用量为1∶1，两药研末用醋调和后，敷于患处，中病即止。在使用中，应注意醋的使用，并且醋为陈酿为佳。

【类方荟萃】

矾石沥(《千金翼方》)

　　组成：矾石、硫黄、芒硝、大盐各三分，松脂六合，白糖八两。

　　功效：外用治干湿痒及恶疮、白秃。

（张辉）

狼毒　秦艽

《备急千金要方·卷二十三》恶疾大风第五说："治恶疾，狼毒散方，狼毒、秦艽等分。上二味治下筛，酒服方寸匕，日三，五十日愈。"

【单味药效】

《神农本草经·下品》说："狼毒，味辛，平，有大毒。治咳逆上气，破积聚，饮食寒热，水气，恶疮，鼠瘘，疽蚀，鬼精，蛊毒，杀飞鸟走兽。"《名医别录·下品》说："狼毒，有大毒。主治胁下积癖。"狼毒，味苦、辛，性平，有毒，归肺、脾、肝经，有破积杀虫，泻水逐饮之功，用于治疗肝气不舒引起的胸胁部癥瘕积聚、咳喘、食积、痰饮、腹胀水肿、恶疮、鼠瘘、坏疽、阴蚀。由于狼毒具有毒性，有杀虫之功，故可以杀蛊虫，治疗虫积、疥癣，其毒性较烈，可以毒杀飞禽走兽。《名医别录》记载狼毒有大毒，于春秋季采摘，根部入药，不宜与天名精相伍使用。

《神农本草经·中品》说："秦艽，味苦，平，无毒。治寒热邪气，寒湿风痹，肢节痛。下水，利小便。"《名医别录·中品》说："秦艽，味辛，微温，无毒。治风无问久新，通身挛急。"秦艽，味辛、苦，性平，归胃、肝、胆经，功擅祛风湿，除湿热，退虚热，止痹痛，为风药中之润剂，常用于治疗风寒湿痹痛、骨节疼痛、中风半身不遂、湿热黄疸、骨蒸潮热等。《名医别录》记载秦艽还可以用于治疗全身筋脉拘挛。

【配伍功效】

狼毒味苦辛，入肺、脾、肝经，功擅泻水逐饮，可以使水饮邪气从二便排出，用于治疗痰饮、腹胀水肿、恶疮、鼠瘘、坏疽、阴蚀等；秦艽入胃、肝、胆经，味辛苦，能利小便，可以使体内湿热邪气从小便排出，用于治疗湿热黄疸等。两药相伍，常用于治疗痔疮鼠瘘之严重者。

【主治病症】

主治恶疾。

【参考用量】

狼毒1~3g，体质虚弱及孕妇禁用，不宜与密陀僧同用；秦艽1~3g。二药等量。

【临床应用要点】

狼毒在《神农本草经》中并未记载其炮制方法，在后世记载的炮制方法中有炙制、姜汁炙、醋制、炒制等十余种。由于狼毒为有毒之品，故内服需谨慎，过量服药会导致中毒，孕妇及体质虚弱者禁用，不宜与天名精、密陀僧相伍使用，适合与大豆同用。秦艽在《神农本草经》中亦未记载其炮制方法，后世记载的炮制方法有牛乳制、酒制、童便制、炙制、净制等多种，现代多用酒制或清炒，适合与石菖蒲相伍使用。在使用此药对时，应遵循相对剂量，即狼毒与秦艽的比例为1∶1。在服用时，应用酒送服，服用剂量为方寸匕，约为2.74毫升，每日服药3次，需要服用50日以上方可痊愈。

【类方荟萃】

1.蛮夷酒(《备急千金要方》)

组成：礜石、桂心、白术、狼毒、半夏、石楠、白石脂、龙胆、续断、芫花、白石英、代赭、菖茹、石韦、玄参、天雄、防风、山茱萸、桔梗、藜芦、卷柏、细辛、寒水石、乌头、踯躅、蜀椒、白芷、秦艽、石菖蒲各一两，矾石、附子、远志各二两，石膏二两半，蜈蚣二枚。

功效：治风湿痹证、半身不遂。

2.大排风散(《千金翼方》)

　　组成：芫花、狼毒、栾荆、天雄（去皮）、五加皮、麻花、
白芷、紫菀、乌头（去皮）、附子（去皮）、莽草、
茵芋、栝蒌、荆芥、踯躅、荛花、大戟、王不留
行、赤车使者、麻黄各二十分，石斛、半夏、石
楠、薯蓣、长生各十四分，藜芦七分，狗脊、人
参、牛膝、苁蓉、蛇床子、菟丝子、草薢、车前
子、秦艽各七分，薏苡、五味子、独活、藁本、柴
胡、牡丹、柏子仁、芎䓖、芍药、吴茱萸、桔梗、
杜仲、桂心、橘皮、续断、茯苓、细辛、干姜、厚
朴、茯神、山茱萸、防己、黄芪、蜀椒、巴戟天、
高良姜、紫葳、黄芩、当归、菖蒲、干地黄、通草
各四分。

功效：主治一切风冷。

（张辉）

商陆　神曲

《备急千金要方·卷二十三》恶疾大风第五说："治大风眉须落，赤白癞病，八风十二痹，筋急，肢节缓弱，飞尸遁注，水肿，痈疽疥癣恶疮，脚挛手折，眼暗，洞泄，痰饮宿澼，寒冷方。商陆根二十五斤（马耳切之），曲二十五斤。上二味合于瓮中，水一斛渍之，炊黍米一石，酿之如家法，使曲米相淹，三酘毕，密封三七日，开看曲浮酒熟，澄清，温服三升，轻者二升，药发吐下为佳。宜食软煮饭牛羊鹿肉羹，禁生冷醋滑及猪犬鸡鱼等。"

【单味药效】

商陆功效见前文（赤小豆　商陆）。

曲即神曲，功效见前文（神曲　生地黄）。

【配伍功效】

商陆味苦性寒，为有毒之品，能除胸中邪气，消癥散痛，散水饮邪气，故可以用于治疗恶疾；神曲，味甘、辛，性温，能健脾胃，匡扶正气，增长气力，可以起到扶正从而祛邪的作用，故用于治疗多种恶疾。两药相伍，常用于治疗眉须落、赤白癞病，各种痹证、水肿痈疽、疥癣恶疮、脚挛手折、痰饮等多种恶疾。

【主治病症】

主治大风眉须落、赤白癞病、八风十二痹、筋急、肢节缓弱、飞尸遁注、水肿、痈疽疥癣恶疮、脚挛手折、眼暗、洞泄、痰饮宿澼、寒冷。

【参考用量】

商陆3~9g，孕妇禁用；神曲3~9g。

【临床应用要点】

商陆在《神农本草经》未记载其炮制方法，后世记载的炮制方法有醋炙、熬制、蒸制、炒制、炒干酒浸等多种，现在多生用或醋炙，制用利尿消肿。商陆为有毒之品，故孕妇禁用。此药对在使用时，商陆与神曲为等量入药，加黍米用酿酒之法酿造，发酵21日，待曲浮酒熟，取澄清酒液温服3升，症状轻者温服2升，服药后可吐出体内病邪者为佳。使用此药对时，应注意病后调护，食用补阳气的牛羊鹿肉粥，禁食生冷醋滑及猪犬鸡鱼等。

（张辉　代爽）

卷二十三　解毒并杂治方

厚朴　大黄

《备急千金要方·卷二十四》解食毒第一说："治食鱼鲙及生肉，住胸膈中不化，吐之不出，便成癥瘕方，厚朴三两，大黄二两。上二味㕮咀，以酒二升煮取一升，尽服立消。人强者加大黄，用酒三升煮取二升，再服之。"

【单味药效】

《神农本草经·中品》说："厚朴，味苦，温，无毒。治中风，伤寒，头痛，寒热，惊气，血痹，死肌，去三虫。"《名医别录·中品》说："厚朴，大温，无毒。主温中，益气，消痰，下气，治霍乱及腹痛，胀满，胃中冷逆，胸中呕逆不止，泄痢，淋露，除惊，去留热，止烦满，厚肠胃。"厚朴，味苦、辛，性温，归脾、胃、肺、大肠经，可燥湿消痰，下气除满，用于治疗霍乱、痢疾、痰饮咳喘、腹中胀满、食积便秘、脾胃功能受损引起的血痹死肌，以及痰气互搏之梅核气。

大黄功效见前文（大黄　葶苈子）。

【配伍功效】

厚朴味苦、辛，性温，可以消积导滞，下气除满，故用于治疗胸腹之积聚；大黄苦寒沉降，能荡涤肠胃，可以使腹中积滞从下焦排出。两药相伍，常用于治疗胸膈癥瘕积聚。

【主治病症】

主治癥瘕积聚于胸膈者。

【参考用量】

厚朴3~9g；大黄2~6g，用于泻下不宜久煎，孕妇及月经期、哺乳期慎用。二药比例为3∶2。

【临床应用要点】

厚朴在后世的炮制方法有去皮炙、姜炙、酒制、盐制等多达14种，现代的应用多为净制或姜汁炙。温中和胃多姜炙，生用则能燥湿化痰。不宜与泽泻、寒水石相伍使用。此药对在使用时，应该注意遵循古方中的相对剂量，即厚朴与大黄的比例为3∶2。在煎煮时，应用酒煎煮，体质一般者用酒2升，煮取1升，顿服。体质强者，可增加大黄的用量，取酒3升，煮取2升，每日分2次服药。此药对孕妇及月经期、哺乳期妇女慎用，脾胃虚弱者慎用，气虚津液亏损者慎用。

【类方荟萃】

1.厚朴七物汤（《金匮要略》）

组成：厚朴半斤，甘草、大黄各三两，大枣十枚，枳实五枚，桂枝二两，生姜五两。

功效：主治病腹满，发热十日，脉浮而数，饮食如故者。

2.厚朴大黄汤（《金匮要略》）

组成：厚朴一尺，大黄六两，枳实四枚。

功效：主治支饮胸满者。

（张辉）

大黄　朴硝

《备急千金要方·卷二十四》解食毒第一说："治食鱼鲙不消方，大黄三两（切），朴硝二两。上二味，以酒二升煮取一升，顿服之。（《仲景方》有橘皮一两。《肘后备急方》云：治食猪肉遇冷不消，必成癥，下之方，亦无橘皮。）"

【单味药效】

大黄功效见前文（大黄　葶苈子）。

《神农本草经·上品》说："朴硝，味苦，寒，无毒。治百病，除寒热邪气，逐六腑积聚，结固，留癖，能化七十二种石。炼饵服之，轻身，神仙。"《名医别录·上品》说："朴硝，味辛，大寒，无毒。主治胃中食饮热结，破留血、闭绝，停痰痞满，推陈致新。炼之白如银，能寒、能热、能滑、能涩、能辛、能苦、能咸、能酸。入地千岁不变，色青白者佳，黄者伤人，赤者杀人。"朴硝，味苦性寒，归胃、大肠经，具有峻下攻积通便之功，多用于治疗湿热积滞，腹满胀痛之便秘；还能清热泻火消肿，故可用于治疗肠痈腹痛，六腑之积聚，外用可治疗乳痈初起，痔疮肿痛，咽喉肿痛，口舌生疮，目赤肿痛等。在《名医别录》中记载朴硝还可以破血祛瘀，治疗痰湿痞满，具有多种性味，说明朴硝具有广泛的应用范围。

【配伍功效】

大黄苦寒沉降，主归胃、大肠经，可荡涤肠胃，泻下通便，常用于治疗胃中宿食；朴硝苦寒沉降，归胃经，故具有泻下攻积通便之功，多用于治疗湿热积滞，腹满胀痛。两药相伍，常用于治疗食用鱼鲙后不消化者。

【主治病症】

主治食积，食用鱼类不消化者。

【参考用量】

大黄3~15g，用于泻下不宜久煎，孕妇及月经期、哺乳期慎用；朴硝2~10g。二药比例为3∶2。

【临床应用要点】

大黄在《神农本草经》未记载其炮制方法，现在的炮制有酒炙，炒炭或生用等。炮制理论主要有酒大黄善清上焦血分热毒；熟大黄力缓，多用于疮疡火毒；大黄炭长于凉血化瘀。由于大黄为苦寒峻下之品，药力峻猛，故孕妇及月经期、哺乳期妇女，脾胃虚弱者慎用。朴硝为峻下之品，故孕妇应慎用，不宜与硫黄、三棱相配伍使用。同时，在使用此药对时应该遵循相对剂量，即大黄与朴硝的比例应该为3∶2，若药物的比例改变，则药效尽失。此药对在煎煮时，应该注意加酒同煮，以助长药势。在服药时，应顿服，一次服完，即每日1次，1次1剂，不可分服。

（张辉）

黄连　芒硝

《备急千金要方·卷第二十四》解五石毒第三说："散发生细疮方，黄连、芒硝各五两。上二味㕮咀，以水八升煮黄连，取四升，去滓，内芒硝令烊，渍布取贴疮上，数数易之，多少皆着之。"

【单味药效】

黄连功效见前文（大青　黄连）。

芒硝功效见前文（冬葵子　芒硝）。

【配伍功效】

黄连苦寒沉降，外用也有清热解毒的功效，可以用于疮痈肿毒的治疗；芒硝味苦性寒，外用具有清热消肿之功，用于治疗疮痈肿痛，口舌生疮。两药相伍，常用于治疗细疮。

【主治病症】

主治细疮。

【参考用量】

外用，黄连2~5g，芒硝2~5g，等量取用。

【临床应用要点】

黄连苦寒，内服易伤胃，脾胃虚寒者忌用，阴虚津伤者慎用，不宜与菊花、芫花、玄参、白鲜皮、款冬花、乌头相伍使用。芒硝内服时应在其他药物煎煮后放入，令烊化，并且需要更上火再微煮，否则会出现药液难以下咽，粘于咽喉的症状。芒硝为苦寒峻下之品，故孕妇应慎服，并且不宜与硫黄、三棱、麦句姜相伍使用。此药对在使用时，黄连与芒硝的用量应该相同。在煎煮时，应先煮黄连，将药液熬取一半，去滓，再入芒硝，令其烊化，取干净的纱布蘸取熬制好的药液敷于疮口，尽量覆盖每个疮口，令每个疮口上皆有药液。

（张辉）

海藻 小麦

《备急千金要方·卷第二十四》瘿瘤第七说："治石瘿、气瘿、劳瘿、土瘿、忧瘿等，又方，海藻一斤（《小品》三两），小麦面一升。上二味，以三年醋一升溲面末，曝干，往返醋尽，合捣为散，酒服方寸匕，日三。忌怒。（崔氏云：疗三十年瘿瘤。）"

【单味药效】

《神农本草经·中品》说："海藻，味苦，寒，无毒。治瘿瘤气，颈下核，破散结气，痈肿，癥瘕，坚气，腹中上下鸣，下十二水肿。"《名医别录·中品》说："海藻，味咸，无毒。主治皮间积聚暴㿉，留气热结，利小便。"海藻，味苦、咸，性寒，归肝、胃、肾经，功擅化痰散结，软坚清热，用于治疗瘿气、梅核气、瘰疬以及寒凝气滞所致的疮痈肿痛、腹中的癥瘕积聚。海藻还具有利水消肿之功，常用于治疗痰饮水肿，同时还能治疗腹中肠鸣。

小麦面功效见前文（车前草 小麦）。

【配伍功效】

海藻苦咸寒，功擅化痰散结，软坚清热，可以散体内痰湿邪气，用于治疗瘿瘤气、梅核气、瘰疬；小麦面甘寒，养心除烦。两药相伍，常用于治疗瘿瘤。

【主治病症】

主治瘿瘤。

【参考用量】

海藻6~12g，不宜与甘草同用；小麦面30~60g。

【临床应用要点】

海藻利水消肿的功效相对较弱，一般多与其他利水药物相配伍使用。小麦面为小麦磨粉所得，使用时无特殊注意事项。使用此药对时应注意醋与酒的使用。所用之醋为米醋，将面浸于三年陈醋一升中，曝干后再浸泡，直至将醋吸收完毕。用醋的作用是取其消痈肿、散痰湿水气之功。此药对的服用方法为酒送服，此处用酒的作用是取其增强药势之功。每次服用方寸匕，即约2.74毫升，每日服药3次。嘱患者服药后不可劳累，应多休息。

【类方荟萃】

1.治五瘿方(《备急千金要方》)

组成：小麦面一升，特生礜石十两，海藻一斤两。

功效：化痰散结，消瘿瘤。

2.海藻散(《圣济总录》)

组成：海藻(洗去咸，焙)、龙胆、昆布(洗去咸，焙)、土瓜根、半夏(为末，生姜汁和作饼，暴干)、小麦面(微炒)各半两。

功效：消瘿散结，消肿止痛。治瘿病咽喉肿塞。

(张辉)

地榆　黄柏

《备急千金要方·卷第二十四》癀病第八说："治阴下生疮，洗汤方，地榆、黄柏各八两。上二味㕮咀，以水一斗五升煮取六升，去滓，适冷暖用洗疮，日再。只煮黄柏汁洗之，亦佳。"

【单味药效】

地榆功效见前文（地榆　知母）。

黄柏功效见前文（黄连　黄柏）。

【配伍功效】

地榆苦寒，可以清热解毒，收湿敛疮，能清泄体内湿热，用于治疗湿热火毒之疮痈肿毒，除恶肉；黄柏苦寒，具有清热燥湿解毒的功效，可以祛除体内火毒，用于治疗疮痈肿毒，阴蚀。两药相伍，常用于治疗阴部疮痈肿痛。

【主治病症】

主治疮痈，阴下生疮。

【参考用量】

外用，地榆3~12g，黄柏3~12g，等量取用。

【临床应用要点】

地榆在《神农本草经》未记载其炮制方法，后世的炮制有炙制、醋炒、酒炒、炒炭等多种，现代的炮制理论主要为炒炭止血，生用解毒收湿敛疮，不宜与麦门冬相伍使用。由于地榆性寒，虚寒性出血或有瘀血者慎用。地榆止血的主要成分为鞣质，故大面积烧烫伤者不适宜外用地榆制剂，避免引起中毒性肝炎。黄柏在《神农本草经》未记载其炮制方法，后世的炮制有蜜炙、酒炒、盐水炒、炒炭等多种方法。现代的炮制理论主要为生用泻火解毒，清热燥湿；盐炙滋阴降火；炒炭止血。由于黄柏为苦寒之品，故脾胃虚寒者忌用，不宜与干漆相伍使用。在使用此药对时，应该遵循《备急千金要方》中的比例，即地榆、黄柏的比例为1∶1。此药对为外洗用药，每日熏洗患处2次，单独使用黄柏煎煮后熏洗患处亦有不错的疗效。

【类方荟萃】

地榆丸（《订补明医指掌》）

组成：白术半两，黄柏（炒）二钱，生地黄二钱，白芍药二钱，地榆二钱，黄芩（炒）二钱，香附二钱。

功效：解毒除湿，治脏毒挟湿。

（张辉）

卷二十四　备急方

大蒜　小蒜

《备急千金要方·卷第二十五》蛇毒第二说："治蛇螫人，疮已愈，余毒在肉中淫淫痛痒方，大蒜、小蒜各一升。上二味合捣之，热汤淋，以汁灌疮，大良。"

【单味药效】

《名医别录·下品》说："葫，味辛，温，有毒。主散痈肿、痛疮，除风邪，杀毒瓦斯。独子者，亦佳。归五脏。久食伤人，损目明。"《新修本草·卷十八菜下》说："今人谓葫为大蒜，谓蒜为小蒜，以其气类性似也。"《新修本草》与《备急千金要方》成书于同一时代，并且《千金翼方》中亦有记载其功效，故可知《备急千金要方》中的大蒜就是葫。大蒜，味辛性温，归脾、胃、肺经，有消肿散痈，祛风解毒之功，用于治疗疮痈肿毒，祛除风邪，杀毒气，还能下气消谷，可以治疗食积引起的食欲不振等。大蒜不能长期食用，会损伤视力。

小蒜功效见前文（小蒜　豆豉）。

【配伍功效】

大蒜辛温，可以温散痈肿，解虫毒，达到消肿解毒之功，用于治疗毒虫咬伤的治疗；小蒜辛温，有杀毒消肿之功，可以治疗体内余留之虫毒。两药相伍，常用于治疗蛇虫咬伤疮愈合，但仍有余毒在体内者。

【主治病症】

主除蛇虫咬伤之余毒。

【参考用量】

外用适量，大蒜9~15g，小蒜4.5~12g。

【临床应用要点】

大蒜在后世的炮制方法中有净制、煨制、醋制等，现在多用净制。大蒜可以用于艾灸中的发泡灸，不可久敷。大蒜辛温，阴虚火旺及目、舌、口齿、咽喉疾病不宜使用，孕妇灌肠忌用。小蒜的炮制同大蒜，《备急千金药方·卷二十六食治》菜蔬第三说："食小蒜，啖生鱼，令人夺气，阴核疼死。三月勿食小蒜，伤人志性。"食用小蒜时不宜食用生鱼，会使阴核疼痛。小蒜为辛温之品，阴虚火旺及目、舌、口齿、咽喉疾病不宜使用。此药对在使用时，应将大蒜、小蒜等体积入药，两药捣碎后煎煮，取煎煮后的药液淋洗患处，药液可灌入疮口之中，疗效更佳。此药对在使用中应中病即止，不可久用。

（张辉）

升麻　射干

《备急千金要方·卷第二十五》蛇毒第二说："治射工中三种疮方，乌扇根三两，升麻二两。上二味吹咀，以水三升煮得一升，适寒温尽服之，淬薄疮上。"

【单味药效】

升麻功效见前文（升麻　黄连）。

《神农本草经·下品》说："射干，一名乌扇，一名乌蒲。味苦，平，有毒。治咳逆上气，喉痹，咽痛，不得消息，散结气，腹中邪逆，食饮大热。"《名医别录·下品》说："射干，微温，有毒。主治老血在心肝脾间，咳唾，言语气臭，散胸中气。久服令人虚。"乌扇根即射干，味苦性寒，归肺经，功擅清火解毒，利咽消肿，可以治疗热毒引起的喉痹，以及外感风热引起的咽喉肿痛音哑。射干还可以散腹中结气，用于治疗腹中邪逆，积滞化热者。由于射干入肺经，有化痰之功，故可以治疗肺热咳喘，痰涎壅盛，咳嗽气喘。

【配伍功效】

升麻，味辛、微甘，性微寒，有解毒杀虫之功，可以治疗毒虫咬伤生疮者；射干味苦性寒，有清热解毒之功，可以治疗热邪引起的疮痈肿痛。两药相伍，常用于治疗虫毒致疮者。

【主治病症】

主治毒疮。

【参考用量】

升麻3~9g，射干2~6g，二药比例为3∶2。

【临床应用要点】

升麻在《神农本草经》未记载其炮制方法，后世的炮制方法有炙制、蜜煎、焙制、酒炒等多种，其炮制理论为生用清热解毒，解肌透疹；炙用升阳举陷。麻疹已透，阴虚火旺，阴虚阳亢者忌用。脾虚便溏者不宜使用，孕妇慎用。使用此药对时，应注意升麻与射干等量入药。在服药时，应该顿服，即一次服尽，不可分服。在服药后，将药渣敷于疮面患处，可令患者更快康复。

【类方荟萃】

1.射干汤（《外台秘要》）

组成：当归二两，升麻一两，白芷三两，射干一两，甘草一两，犀角屑（代）一两，杏仁一两。

功效：清热利咽消肿，疗喉痹，闭不通利而痛，不得饮食者，若闭喉并诸疾。

2.射干汤（《圣济总录》）

组成：射干、木通（剉）、大黄（剉，炒）、马蔺子各一两半，漏芦（去芦头）、升麻、当归（切，焙）、桂（去粗皮）、甘草（炙）各一两。

功效：祛风清热，解毒消肿，治木舌肿强，及天行病，丹石发动，一切热毒。

（张辉）

麝香　大蒜

《备急千金要方·卷第二十五》蛇毒第二说："治沙虱毒，又方，麝香、大蒜。上二味和捣，以羊脂和，着小筒中带，欲用取敷疮上。"

【单味药效】

《神农本草经·中品》说："麝香，味辛，温，无毒。主辟恶气，杀鬼精物，瘟疟，蛊毒，痫，痉，去三虫。久服除邪，不梦寤魇寐。"《名医别录·上品》说："麝香，无毒。主治诸凶邪鬼气，中恶，心腹暴痛胀急，痞满，风毒，妇人产难，堕胎，去面目中肤翳。久服通神仙。"麝香，味辛性温，归心、脾经，能温散体内恶气，邪气，杀蛊毒，助眠，用于治疗瘟疟、蛊毒、癫痫痉证、噩梦。麝香辛温走窜之性峻烈，故可以用于高热神昏、气厥等厥逆证的治疗。麝香具有逐瘀通经，活血止痛之功，亦可治疗内外伤导致的瘀血肿痛、癥瘕痞块、痈肿疮痈瘰疬等。

大蒜功效见前文（大蒜　小蒜）。

【主治病症】

麝香辛温，能温散体内恶气、邪气，杀蛊毒，可以治疗蛊毒等虫毒；大蒜辛温走散，有杀毒气之功，可以用于虫毒的治疗。两药相伍，常用于被沙虱咬伤中毒者。《圣济总录·卷一二六》即用此药对治疗瘰疬结聚不散，硬如石者。

【主治病症】

1.沙虱毒。

2.瘰疬。

【参考用量】

外用适量，麝香0.03~0.1g，孕妇禁用；大蒜9~15g。

【临床应用要点】

麝香为珍贵动物药材，为缓解药物来源的短缺，可用人工麝香代替。此药对在用于治疗沙虱毒时，应将麝香与大蒜合捣，用羊脂调和，敷于患处。在用于治疗瘰疬时，应取大蒜3颗，麝香半钱匕，调和后涂于患处。

【类方荟萃】

1. 琥珀膏(《李氏医鉴》)

组成：大黄二两，朴硝一两，麝香一钱。上为末，以大蒜同捣为膏。摊贴，外以油纸覆缚。

功效：消癥散积，主癥瘕积聚。

2. 麝香琥珀膏(《活人心统》)

组成：大黄四两，朴硝四两，麝香一钱。上为末，每服二两，以大蒜捣膏，敷患处。

功效：消积除满，治男妇积聚胀满、血蛊等症。

（张辉）

蒲黄　附子

《备急千金要方·卷第二十五》被打第三说："治从高堕下有瘀血方，蒲黄八两，附子一两。上二味为末，酒服方寸匕，日三，不知增之，以意消息。"

【单味药效】

蒲黄功效见前文（槐子　蒲黄）。

附子功效见前文（矾石　附子）。

【配伍功效】

蒲黄味甘性平，入肝经，能缓和体内出血，又能行血祛瘀，有止血不留瘀的特点；附子味辛，走散，可以温散体内瘀血，可以治疗由瘀血形成的有形肿块。两药相伍，常用于治疗跌打损伤导致的瘀血。

【主治病症】

1.瘀血，跌打损伤。

2.关节疼痛。

【参考用量】

蒲黄5~10g，孕妇慎用；附片3~15g，孕妇慎用，不宜与半夏、瓜蒌、瓜蒌子、瓜蒌皮、天花粉、川贝母、浙贝母、平贝母、伊贝母、湖北贝母、白蔹、白及同用。

【临床应用要点】

蒲黄为花粉入药，故汤剂需要包煎；由于蒲黄具有化瘀通淋的功效，故孕妇应当慎用。附子入汤剂时，要先煎半小时以上，并且附子为辛热燥烈之品，故阴虚阳亢者忌用，孕妇慎用。在使用此药对时，要遵循古方的相对比例，即蒲黄与附子的比例为8∶1。服药时，应该注意用酒送服，为的是增强药物活血化瘀的功效。每次服用方寸匕，即2.74毫升，每日3次服药，若未见疗效，可稍稍增加服药量。

【类方荟萃】

蒲黄散(《太平圣惠方》)

组成：蒲黄一两，当归三分，桂心三分，延胡索一两，芎
䓖三分，赤芍药一两，菴䕡子三分，没药一两，附
子一两（炮裂，去皮脐），栗子一两（去壳，阴干），
川大黄一两（锉碎，微炒），芸苔子一两。

功效：活血祛瘀，消肿止痛。

（张辉）

当归　大黄

《备急千金要方·卷第二十五》被打第三说："从高堕下崩中方，当归、大黄各二分。上二味治下筛，酒服方寸匕，日三。"

【单味药效】

当归功效见前文（独活　当归）。

大黄功效见前文（大黄　葶苈子）。

【配伍功效】

当归功擅活血行瘀止痛，可以治疗由外伤引起的瘀血、出血等；大黄具有较好的逐瘀通经作用，可泻下逐瘀，为治疗瘀血证常用药，多用于治疗瘀血经闭、产后瘀阻、跌打损伤。两药相伍，常用于治疗从跌打损伤引起的瘀血出血。

【主治病症】

1.跌打损伤所致的瘀血。

2.外伤所致的出血。

【参考用量】

当归6~12g；大黄6~12g，孕妇及月经期、哺乳期慎用，二药等量使用。

【临床应用要点】

当归在《神农本草经》中未记载其炮制方法，后世的炮制有醋炒、酒浸、酒炒、盐水炒等多种，其炮制理论主要有酒当归活血通经，多用于风湿痹痛、跌打损伤等，不宜与菖茹、石菖蒲、海藻、牡蒙相配合使用。此药对在使用时，应遵循相对剂量，即当归与大黄的比例为1∶1，并酒送服，以助当归、大黄活血通络的作用。服用剂量为方寸匕，约为2.74毫升，每日服药3次。孕妇及月经期、哺乳期妇女慎用，脾胃虚弱者慎用，大便泄泻者忌用。

【类方荟萃】

1.大黄汤(《千金翼方》)

组成：大黄、当归、生姜、牡丹(去心)、芍药、甘草(炙)各一两，吴茱萸一升。

功效：治产后恶露不尽。

2.治妇人漏血不止方(《千金翼方》)

组成：干地黄、大黄各六两，川芎四两，阿胶五两，人参、当归、甘草(炙)各三两。

功效：治妇人漏血不止。

（张辉）

蒲黄　当归

《备急千金要方·卷第二十五》被打第三说："治腕折瘀血，蒲黄散方，蒲黄一升，当归二两。上二味治下筛，先食酒服方寸匕，日三。"

【单味药效】

蒲黄功效见前文（槐子　蒲黄）。

当归功效见前文（独活　当归）。

【配伍功效】

蒲黄可以活血通经，化瘀止痛，有止血不留瘀的特点，故多用于治疗瘀血导致的胸腹部刺痛，外伤肿痛等；当归具有活血行瘀之功，可治疗跌打损伤所致的瘀血。两药相伍，常用于治疗跌打损伤所致的瘀血。

【主治病症】

跌打损伤所致的瘀血。

治金疮出血不止。

【参考用量】

当归6~12g；蒲黄5~10g，孕妇慎用。

【临床应用要点】

当归甘温质润，湿盛中满、大便泄泻者忌服，不宜与菖茹、菖蒲、海藻、牡蒙相配合使用。蒲黄在《神农本草经》未记载其炮制方法，后世的炮制方法有酒制、醋制、炒制等，其炮制理论为炒炭多用于止血，生用多为化瘀利尿。蒲黄具有化瘀通淋的功效，故孕妇应当慎用。并且花粉质量较轻，故用体积来称量。在使用此药对时，应遵循相对剂量，即蒲黄用至一升，当归用至二两，唐代的一升约合现在的600毫升，一两约合现在的13.8克。在服用时，应用酒送服，酒在此时起到助当归、蒲黄活血通络的作用。服用剂量为方寸匕，约为2.74毫升，每日服药3次且为饭前服药。

【类方荟萃】

1. 蒲黄汤(《千金翼方》)

　　组成：蒲黄一升，当归、白芷、白石脂各三两，黄连、川芎、干地黄、甘草各二两。

　　功效：治诸痔下血。

2. 蒲黄散(《千金翼方》)

　　组成：蒲黄一升，当归、桂心各二两。

　　功效：主被打腹中有瘀血。

3. 续断止血汤(《千金翼方》)

　　组成：续断、当归、阿胶(炙)、桔梗、桂心各三两，川芎、干姜、干地黄各四两，蒲黄一升，甘草一两(炙)。

　　功效：主先便后血之近血。

（张辉）

虻虫　牡丹皮

《备急千金要方·卷第二十五》被打第三说："治腕折瘀血方，虻虫二十枚，牡丹一两。上二味治下筛，酒服方寸匕，血化为水。(《备急方》云：治久宿血在诸骨节及外不去者，二味等分。)"

【单味药效】

《神农本草经·下品》说："蜚虻，味苦，微寒，有毒。主逐瘀血，破下血积，坚痞癥瘕，寒热，通利血脉及九窍。"《名医别录·下品》说："蜚虻，有毒。主女子月水不通，积聚，除贼血在胸腹五脏者，及喉痹结塞。"蜚虻，即虻虫，味苦，性微寒，有小毒，归肝经，功擅逐瘀破血，用于治疗瘀血导致的肿痛，妇人经闭，也可以治疗跌打损伤等外伤导致的瘀血。虻虫还有有散癥消积清热之功，用于治疗体内癥瘕积聚，伴见恶寒发热者。

《神农本草经·中品》说："牡丹，味辛，寒，无毒。治寒热，中风，瘈疭，痉，惊痫邪气，除癥坚，瘀血留舍肠胃，安五脏，疗痈疮。"《名医别录·下品》说："牡丹，味苦，微寒，无毒。主除时气，头痛，客热，五劳，劳气，头腰痛，风噤，癫疾。"牡丹指牡丹之根，即牡丹皮，味苦、辛，性寒，归心、肝、肾经，有清热之功，用于治疗热邪引起的痈疮，还能入血分，治疗热入营血之瘈疭、痉证、惊痫。牡丹还具有活血化瘀，消癥散坚之功，用于治疗腹中癥瘕坚块，以及肠胃中的瘀血。

【配伍功效】

虻虫味苦，有逐瘀破血之功；牡丹皮具有凉血化瘀之功。两药相伍，常用于治疗跌打损伤导致的瘀血。

【主治病症】

1.外伤所致的瘀血。

2.宿血，在骨节及外不去者。

【参考用量】

虻虫1~1.5g，研末服0.3g，孕妇禁用；牡丹皮6~12g，孕妇慎用。

【临床应用要点】

虻虫为有毒之品，活血祛瘀之力较大，故孕妇禁用，体虚无瘀腹泻者不宜使用。牡丹为清热活血化瘀之品，孕妇慎用，血虚有寒，月经过多者不宜使用，不宜与菟丝子相伍使用。使用此药对时应注意用酒送服，用酒送服的作用为增强药物活血化瘀之力。每次服用方寸匕，即约2.74毫升。若是用于治疗骨节处的宿血时，虻虫与牡丹应等分，即1∶1入药。

【类方荟萃】

大虻虫丸(《备急千金要方》)

组成：虻虫四百枚，蛴螬一升，干地黄、牡丹、干漆、芍药、牛膝、土瓜根、桂心各四两，吴茱萸、桃仁、黄芩、牡蒙各三两，茯苓、海藻各五两，水蛭三百枚，芒硝一两，人参一两半，葶苈五合。

功效：治月经不通六七年，或肿满气逆，腹胀瘕痛。

（张辉）

蜂蜜　乌贼骨

《备急千金要方·卷第二十五》火疮第四说："灸疮脓坏不瘥，又方，白蜜一两，乌贼骨二枚（一方一两）。上二味相和涂之。"

【单味药效】

白蜜功效见前文（石膏　蜂蜜）。

乌贼骨功效见前文（干姜　乌贼骨）。

【配伍功效】

蜂蜜质润，味甘，性平，可以补脾益气，外用具有生肌敛疮的功效，多用于治疗水火烫伤及疮疡溃后不敛者；乌贼骨味咸，性微温，外用具有收湿敛疮的功效，多用于治疗疮疡溃后不敛者。两药相伍，常用于治疗疮疡溃后不敛。

【主治病症】

1.疮疡溃后不敛。

2.火烂疮。

【参考用量】

外用。蜂蜜15~30g；乌贼骨5~10g，研末，与蜂蜜调和敷患处。

【临床应用要点】

《医心方》用蜜膏（白蜜一两，乌贼骨二铢）治疗火烂疮。蜂蜜味甘，质地润滑，具有生湿满中的可能，故湿热蕴结、痰实中阻、便溏泄泻者慎用。本药对使用时，为乌贼骨研末，与蜂蜜相和，敷于患处。在治疗疮疡溃后不敛时可按《备急千金要方》的比例配制使用，在用于治疗火烂疮时，应该遵循《医心方》的比例使用。

（张辉）

麻蕡　蒲黄

《备急千金要方·卷第二十五》火疮第四说："治金疮内漏，又方，七月七日麻勃一两，蒲黄二两。上二味酒服一钱匕，日五夜二。"

【单味药效】

《神农本草经·中品》说："麻蕡，一名麻勃。味辛，平，有毒。治五劳七伤，利五脏，下血，寒气，多食令人见鬼狂走。久服通神明，轻身。"《名医别录·上品》说："麻蕡，有毒。破积，止痹，散脓。"麻勃即麻蕡，味辛性平，主治五劳七伤，通利五脏，有散寒祛瘀之功，能除血中寒气。过量食用令人如见鬼神，发狂而走。麻蕡有毒且具有成瘾性，用量极低，现在多用火麻仁代替。

蒲黄功效见前文（槐子　蒲黄）。

【配伍功效】

麻蕡味辛走散，有散积排脓之功，多用于疮痈之成脓期的治疗；蒲黄具有活血化瘀，利尿之功，可以使体内热毒从下焦排出，可以治疗热毒引起的疮痈肿痛。两药相伍，常用于治疗金疮内漏。

【主治病症】

主治金疮内漏。

【参考用量】

麻蕡0.3~0.6g；蒲黄5~10g，孕妇慎用。

【临床应用要点】

麻蕡为桑科植物大麻的雌花花穗，多服会导致精神失常，久服有成瘾的隐患，现在多用其麻子，即火麻仁代替。此药对在使用时，应遵循古方的相对剂量，即麻蕡与蒲黄的比例为1：2。在服用时，用酒送服，服用剂量为方寸匕，约为2.74毫升，酒在其中起到了增强药势的作用，服药次数为白天服药5次，夜晚2次，这样能保证药物在体内处于有效浓度。

（张辉）

大黄　黄芩

《备急千金要方·卷第二十五》火疮第四说:"治金疮烦痛,大便不利方,大黄、黄芩。上二味等分末之,蜜和,先食服如梧桐子十丸,日三。"

【单味药效】

大黄功效见前文（大黄　葶苈子）。

《神农本草经·中品》说:"黄芩,味苦,平,无毒。治诸热,黄疸,肠澼,泄利,逐水,下血闭,恶疮,疽蚀,火疡。"《名医别录·中品》说:"黄芩,大寒,无毒。主治痰热,胃中热,小腹绞痛,消谷,利小肠,女子血闭、淋露、下血,小儿腹痛。"黄芩,味苦性寒,归肺、胆、脾、大肠、小肠经,能清三焦湿热,尤擅清中上焦之湿热,用于治疗湿热引起的湿瘟、暑湿、黄疸、痞满等。黄芩主入肺经,长于清肺热,是治疗肺热咳嗽之要药,并能清气分热证,多用于治疗肺热咳嗽,或气分热证之高热烦渴。黄芩亦有泻火解毒、凉血止血、逐瘀利水的功效,可用于治疗疮疡肿毒、血热出血,疗女子血闭。黄芩还具有泄热安胎的作用,可以治疗胎热之胎动不安。

【配伍功效】

大黄苦寒沉降,可荡涤肠胃,泻下通便,为治疗积滞便秘之要药,可用于治疗实热积滞便秘,还能清热解毒,使体内热邪随糟粕从大肠排出,可用于治疗痈肿疔疮,疮疡腹痛;黄芩味苦,具有清热泻火解毒的功效,可以治疗诸多热证,常用于治疗疮疡肿毒。两药相伍,常用于治疗实热便秘,疮疡烦疼。

【主治病症】

1.实热便秘。

2.阳性疮疡。

【参考用量】

大黄 3~10g，孕妇及月经期、哺乳期慎用；黄芩 3~10g。二药等量。

【临床应用要点】

生大黄峻下之力强，故有将军之称，制大黄力缓；酒黄芩善除膈间之热，清肝胆之火，生黄芩长于通利肠腑，通腑泄热。此药对所用之大黄、黄芩皆为生用，取二者峻下清热泻火之功效。使用此药对时，应注意二者所用剂量相同，研末后用白蜜和为药丸，药丸大小如梧桐子，每日 3 服，疾病初期每次10 丸，疾病中后期可适当增减。中病即止，不可久服。此药对的药性皆较为峻烈，故需要用白蜜缓和其药性，孕妇及月经期、哺乳期妇女慎用，脾胃虚弱者慎用。

【类方荟萃】

1.乌头丸(《千金翼方》)

组成：乌头(炮，去皮)、巴豆(去心皮，熬)各半两，人参、硝石各一两，大黄二两，戎盐一两半，苦参、黄芩、䗪虫(熬)、半夏(洗)、桂心各三分。

功效：主心腹积聚，膈中气闷胀满，疝瘕，内伤瘀血，产乳众病，及诸不足。

2.大黄汤(《千金翼方》)

组成：大黄、黄芩、甘草(炙)各一两，蒲黄半两，大枣三十枚(擘)。

功效：主产后余疾，有积血不去，腹大短气，不得饮食，上冲心胸，时时烦愦逆满，手足烦疼，胃中结热。

(张辉)

跋

    医有四科：曰脉，曰证，曰药，曰方。知脉而后知证，知药而后能方。三品之药，金石草木之性能，生人亦能杀人。医操生杀之权，莫尊于是。浅儒肤学，开卷懵然，然药若亲尝未遍，不可臆说。虽古之名医，犹不能以一生之历尽用天下之药也，莫难于是。何况吾辈，敢管窥蠡测？夫用药不精，若凿陈冰于箧里，以寒益寒；烧石火于担头，以热增热，害深白刃。

    何君者，吾之明师也，耽好经方，法于古贤，孜孜不倦。吾深幸拜于门下，随师出诊，目睹药对加减之变化，决用经方之奇效。何师诊间凡遇疑难杂症，暂无良法，先嘱病家静候于门外，其后或与同侪及门下共策一方，或览《千金》《外台》等籍，索求一方以对证者，施之与人。又嘱其门下录用方之效用，有见辄录，积久成帙。

    《千金》一书，诚为医学津梁。何师掘其药对之用，是完古人之未备也。著书初衷，供医者检阅药对者耳，虽无深意，要是拾遗发覆之一端。是书实事求是，不肯有一句虚衍，所纳药对，多参何师心得，所疑之处，不烦博考。不为蹈袭，不炫新奇。惟读者承接断续，以补阐书中之阙也。

学生　但文超　谨跋

庚子年春于京